骨科护理病例精粹

主　编　张淑卿　李海婷　赵爱琴　席世珍

天津出版传媒集团
天津科技翻译出版有限公司

图书在版编目(CIP)数据

骨科护理病例精粹 / 张淑卿等主编. -- 天津 : 天津科技翻译出版有限公司, 2025. 5. -- ISBN 978-7-5433-4662-8

Ⅰ. R473.6

中国国家版本馆 CIP 数据核字第 2025JB9831 号

骨科护理病例精粹

GUKE HULI BINGLI JINGCUI

出　　版:天津科技翻译出版有限公司
出 版 人:方　艳
地　　址:天津市和平区西康路 35 号
邮政编码:300051
电　　话:(022)87894896
传　　真:(022)87893237
网　　址:www.tsttpc.com
印　　刷:天津新华印务有限公司
发　　行:全国新华书店
版本记录:787mm×1092mm　16 开本　9 印张　150 千字
2025 年 5 月第 1 版　2025 年 5 月第 1 次印刷
定价:48.00 元

编者名单

主　编

张淑卿　李海婷　赵爱琴　席世珍

副主编（按姓氏汉语拼音排序）

陈晚英　介玉娇　李红玲　李志红

宋晓征　吴松梅　邢林波　杨金莲

赵继红

前　言

洛阳是我国历史悠久的文化名城，平乐郭氏正骨是中医骨伤科学一个重要的学术流派，其始于清代嘉庆初年，历代相传。河南省洛阳正骨医院（河南省骨科医院）是在具有230余年历史的洛阳平乐郭氏正骨基础上建立和发展起来的三级甲等中医骨伤专科医院，目前形成了一院两地五址的发展格局，核定床位3100张，依据骨伤疾病的种类、部位、诊治方法进行专科分类，科有专病、病有专法、法配专药、人有专长。

在骨伤患者诊治护理康复过程中，因伤情不同和个体差异，诊疗方案和护理要点有所不同。《骨科护理病例精粹》一书收集、整理了骨伤临床护理过程中的常见风险和处理方法，共7章，包括四肢损伤、颅脑和脊柱损伤、骨病矫形、显微外科、关节置换和软组织损伤等内容。

本书以病例形式介绍临床护理问题，内容丰富，逻辑清晰，具有较强的实用性，可为临床护理工作者提供实践指导，也可为高校护理专业学生提供学习参考。

正骨技术在传承的基础上不断创新，同时通过与国外骨伤学界的学术交流来引进新技术，从而形成了独具特色的学术体系。本书的编者是骨伤临床护理领域经验丰富的专家，在编写过程中付出了大量心血。所属医院对编写工作给予了鼎力支持，特别是平乐郭氏正骨第七代传人、河南省洛阳正骨医院副院长郭艳幸给予了专业指导，在此深表感谢。本书在编写中难免有疏漏，还望读者提出宝贵意见，以便进一步修订、完善。

2025年2月

目　录

第 1 章

上肢损伤

锁骨骨折(骨折移位病例)

1 典型病例

1.1 病例简介

患者,男,28 岁,农民工,以“摔伤致左肩部肿胀、疼痛、活动受限 1 天”为主诉入院。既往体健,无特殊疾病史。入院时精神差,表情痛苦,体温(T)37.7℃,脉搏(P)100 次/分,呼吸频率(R)24 次/分,血压(BP)110/70mmHg(1mmHg = 0.133kPa),左锁骨处肿胀,高突畸形,中 1/3 处压痛,有骨擦感,肩关节活动受限。X 线片显示左侧锁骨中外 1/3 骨折。入院完善相关检查后,行闭合手法复位“8”字形绷带外固定术。摄片可见复位良好,应用活血化瘀消肿止痛药物。护理要点:①体位指导,站立时保持挺胸提肩,两手叉腰;卧位时去枕仰卧于硬板床上,并在两肩胛骨中间垫一窄枕,使两肩后伸外展,维持复位位置,避免侧卧位,限制肩关节上举活动。②给予清淡、易消化饮食。③密切观察外固定情况,绷带松紧度是否适宜,尤其要注意观察双上肢远端血液循环、感觉及运动情况。④复位当天对患侧上肢进行环形按摩和肘关节被动伸屈锻炼。复位后第 3 天夜间,患者熟睡后双上臂不自主上举,疼痛而醒,医护人员检查后发现“8”字形绷带固定松弛,及时给予调整,次日行 X 线检查,结果显示锁骨骨折移位。完善术前准备后,在颈丛神经阻滞麻醉下行左侧锁骨骨折切开复位内固定术,术后给予饮食调护、体位护理、功能锻炼、抗炎、活血化瘀药物等,14 天后拆线出院。

1.2 病例关键点

锁骨中 1/3 骨折,骨折近端因胸锁乳突肌的牵拉向上后方移位,骨折远端因肢体重量作用于胸大肌、胸小肌、肩胛下肌等,使其骨折远端向前下方移位,由于肌肉的牵拉作用,易出现向内侧重叠移位;手法复位恢复骨折端对位对线后,使骨折断端嵌接,辅以“8”字形绷带固定以保持复位效果,但外固定稳定性差,肩部肌肉收缩、不当活动可造成骨折再移位。该患者复位3天后局部疼痛缓解,夜间熟睡后不自主双上臂上举,造成固定松脱,复位后的骨折端受肌肉牵拉力作用而出现移位。

2 提出问题

(1)锁骨骨折的临床表现及其体位护理要点有哪些?

(2)锁骨骨折的常见并发症有哪些?如何早期发现及预防?

3 问题解答与辨证解析

锁骨为S形管状骨,呈致密的蜂窝状结构。外侧端向后弯曲呈凹形,内侧半凸向前,中1/3处是内外两端的移位交界部,直径最小,仅有锁骨下肌及薄层胸大肌腱膜附着,处于两个相反弧形凸起的交汇处,是锁骨的力学薄弱点。当轴向负荷作用于弯曲的锁骨时,形成剪切力,在锁骨中1/3易造成骨折。复位后,两骨折断端互相紧嵌,靠"8"字形绷带的拉力保持复位效果。双上肢下垂时肌肉拉力增大,或者双上肢上举时绷带松脱,均可导致骨折移位。

3.1 锁骨骨折的临床表现及其体位护理要点

锁骨骨折表现为局部疼痛、肿胀、畸形、骨折近端上翘,上臂连同肩部下垂,患肢活动受限,患者常用健侧手托患侧肘部,头向患侧偏斜,以减轻胸锁乳突肌牵拉骨折近端活动而引起的疼痛。锁骨骨折患者复位后站立时,应保持双肩后伸外展、双手叉腰,以维持骨折断端的嵌插,避免含胸,双上肢不能下垂;平卧位时,双肩胛骨中间垫以垫枕,利于保持双肩外展,避免侧卧位;由卧位变为坐位时,双上肢不能上举及手扶物借力,宜由他人托付颈项背及腰背部助其改变体位;复位2周内,医护人员加强巡视、观察及指导;同时做好健康教育和自我护理知识指导,并获得患者和家属的密切配合。

3.2 锁骨骨折常见并发症及护理要点

3.2.1 血管神经受压

锁骨骨折后,锁骨后下缘有大量骨痂生成,致肋锁间隙变窄,加之固定绷带的缠绕,可引起臂丛神经和大血管受压。"8"字形绷带固定时应在腋下衬以厚度适宜的棉质松软物。前臂麻木感或桡动脉搏动减弱或消失提示固定过紧,应及时告知医生处理。

3.2.2 骨折畸形愈合

锁骨骨折因局部解剖特点,骨折复位后局部难以有效固定,易出现成角缩短畸形,局部高突。一般情况下不会影响功能,护理上应做好体位指导和疾病相关知识的宣教,消除患者和家属的顾虑。

4 知识要点

(1)锁骨的解剖结构特点。

(2)锁骨骨折的分类。

(3)锁骨骨折手法复位固定后的护理

要点。

（4）锁骨骨折功能锻炼方法。

5 总结

成人锁骨中1/3骨折多由跌倒时手掌、肘和肩部着地间接传导暴力引起。保守治疗多采用手法复位"8"字形绷带外固定6～8周，锁骨骨折手法复位并不困难，但难以维持有效的外固定。因此，骨折复位后体位护理至关重要。告知患者禁止双上肢上举或下垂活动，避免侧卧位，以防止骨折移位；"8"字形绷带固定过紧，易压迫腋神经和血管，过松则失去有效固定。护理上应加强巡视和观察，发现异常及时告知医生处理，避免并发症的发生。"8"字形绷带固定和限制体位会造成患者舒适度降低，难以长时间保持。因此，护理上应做好健康指导，提高患者的依从性。

肱骨干骨折（桡神经损伤病例）

1 典型病例

1.1 病例简介

患者，男，32岁，工人，以"摔伤致左上臂疼痛、肿胀、畸形、活动受限2小时"为主诉入院。既往体健，无特殊病史。入院时生命体征平稳，表情痛苦，左上臂下段肿胀畸形，手指末端血液循环、感觉及活动良好，桡动脉搏动可触及。X线片显示左肱骨中下1/3骨折。入院完善相关检查，行手法复位夹板外固定，并予以活血化瘀药物治疗。护理要点：①抬高患肢，站位时前臂功能位屈肘90°，用三角巾将患肢悬吊于胸前，卧位时用垫枕将患肢抬高于心脏水平，以利于静脉、淋巴回流和减轻肿胀。②给予清淡、易消化饮食。③消除患者及家属的焦虑、担忧情绪，积极配合治疗。④注意观察外固定松紧度及患肢肿胀、感觉及血液循环情况。⑤复位后即指导患者做腕关节及手指伸屈活动。复位后第2天，患肢肿胀加重，患者主诉左肘部酸痛，左手伸腕、伸拇指无力。由医生调整外固定后，上述症状逐渐减轻。患者配合适度的功能锻炼，2周后出院。

1.2 病例关键点

肱骨中下段骨折手法复位时，局部刺激易加重局部肿胀。肿胀可导致夹板固定过紧，或上臂中段后外侧放衬垫时压迫桡神经。体位变化时，骨折端刺激桡神经，从而出现桡神经损伤症状，如肘部酸痛、手腕及拇指背伸无力。该患者于手法复位夹板固定后第2天出现上述症状，护士及时发现并告知医生处理，避免桡神经损伤进一步加重。

2 提出问题

（1）肱骨干骨折及神经血管损伤的临床表现与观察要点有哪些？

（2）肱骨干骨折有哪些常见的并发症？

护士如何早期发现及预防？

3 问题解答与辨证解析

肱骨干为一长管状骨，中段以上为较粗的圆形，中下段逐渐变细。肱动脉、肱静脉在上臂内侧下行，桡神经从腋下发出后，紧贴肱骨干由内后向外前沿桡神经沟向下。因此，肱骨干中下1/3处骨折及整复后出血较多，肿胀严重，易加重神经血管的压迫，从而造成较多的并发症。

3.1 肱骨干骨折合并血管神经损伤的临床表现及观察要点

除常见的肿痛、畸形外，肱骨干骨折常合并桡神经、肱动脉损伤。其中，桡神经损伤的类型包括牵拉伤、挫伤、部分或完全断裂，表现为垂腕、手部掌指关节不能伸直，拇指不能伸展和手背虎口区感觉减退或消失等。肱动脉损伤可造成血供不足，严重者可致肢体坏死。观察要点：①肱骨干骨折及复位后，护士应严密观察伤肢远端感觉、运动，尤其是感觉的变化，发现异常及时处理。②观察伤肢肿胀、末梢颜色和温度、伤口渗血、面色、脉搏、血压等。一旦怀疑有血管损伤，应做好手术探查准备。③观察夹板外固定的松紧度，发现异常及时报告医生。

3.2 肱骨干骨折常见的并发症及预防要点

3.2.1 骨折延迟愈合或不愈合

肱骨干骨折延迟愈合或不愈合以肱骨中下1/3骨折最为常见，开放性骨折和闭合性骨折反复整复可加重骨膜及周围软组织损伤，从而影响局部血运和骨折愈合。因此，护理上应做好自我护理知识指导：卧位时抬高患肢，促进肿胀消退；行走时用悬吊带固定患肢，保持有效外固定；搬运患者时平托患肢，减少局部刺激；严禁肘关节做内收、外旋动作等，从而降低不愈合和延迟愈合的发生。

3.2.2 关节僵硬

长期制动可造成肘关节活动受限，导致关节僵硬。因此，应尽可能缩短肩肘关节的制动时间。在牢固固定的同时进行早期功能锻炼，术后早期指导患者做抓空增力活动，协助伸屈肘部，屈肘耸肩，肩部前屈后伸；拍打肘关节，增加骨折端的应力。拆除固定后做弯腰画圈、后伸探背、手指爬墙、肩关节内收外展、上举锻炼等。必要时可配合中药熏洗和按摩治疗。

4 知识要点

(1)肱骨干的解剖结构特点。

(2)肱骨干骨折合并血管神经损伤的临床表现及护理要点。

(3)肱骨干骨折常见并发症的预防与护理。

(4)外固定的护理要点。

(5)肱骨干骨折的功能锻炼方法。

5 总结

肱骨中下1/3骨折后局部肿胀较严

重，手法复位的牵拉、骨折块的卡压、夹板、石膏固定不当，均易造成血管神经损伤，其中以桡神经、肱动脉损伤多见，可出现垂腕、伸拇指功能丧失、手背第1~2掌骨间皮肤感觉及血液循环障碍等症状。如果处理不及时，会造成严重的不良后果。因此，护理上应掌握肱骨干骨折合并血管神经损伤的观察要点，发现异常及时处理，以避免不良后果的发生。做好体位护理，防止血运障碍导致骨折延迟愈合。根据骨折位置的不同，固定后早期协助患者进行主动及被动锻炼，预防关节僵直的发生。

肱骨髁上骨折（筋膜间室综合征病例）

1　典型病例

1.1　病例简介

患儿，男，12岁，学生，以"摔伤致左肘部肿胀、疼痛、功能活动障碍12小时"为主诉收治入院。既往无特殊病史。入院时生命体征平稳，表情痛苦，肘部呈半伸位，靴状畸形，肿胀严重，手指末端血液循环、活动及感觉良好，桡动脉搏动可触及。X线片显示左侧肱骨髁上伸直型骨折。入院完善相关检查，行手法复位撬式架外固定，并予以解毒饮每日1服，每日2次口服。护理要点：①抬高患肢，卧床休息，患侧肢体位置高于心脏水平。②给予清淡、易消化饮食。③消除患者及家属的恐惧情绪，鼓励患者配合治疗。④密切观察外固定松紧度及患肢肿胀、感觉、血液循环、皮肤颜色、温度等情况。⑤复位当日即开始指导患者做手指活动。复位后第2天，患儿哭闹较严重，肢体肿胀严重，发硬，皮下有水疱，被动牵拉手指时患肢奇痛，桡动脉有搏动但较弱。适当松解外固定并予以活血药物，患肢疼痛减轻，手指末端血液循环、活动及感觉良好，肿胀逐渐减轻。然后根据肿胀消退情况及时调整固定松紧度，并逐渐增加功能锻炼幅度。13天出院时肿胀消退，复位固定良好，疼痛症状基本消除。

1.2　病例关键点

患儿复位后第2天哭闹较严重，肢体肿胀严重，发硬。检查发现被动牵拉手指奇痛，即筋膜间室综合征早期症状。医生及时调整外固定松紧度，并给予活血化瘀药物，解除了筋膜间室综合征，避免了筋膜间室综合征造成的缺血性肌挛缩等严重后果。

2　提出问题

（1）肱骨髁上骨折合并筋膜间室综合征的早期临床表现与观察要点有哪些？

（2）肱骨髁上骨折易出现的其他并发症是什么？护士如何早期发现及预防？

3　问题解答与辨证解析

肘关节周围解剖结构复杂，有肱动

脉、肱静脉及尺神经、桡神经、正中神经通过，且被坚韧的筋膜组织包裹。肱骨髁上骨折容易造成血管神经损伤，出血较多，肘部肿胀严重，易加重血管神经的压迫，从而造成较严重的并发症。除了血管神经损伤，最常见的并发症是筋膜间室综合征造成的前臂缺血性肌挛缩。如能及时发现并处理，可避免缺血性肌挛缩等严重后果。

3.1 筋膜间室综合征的早期表现及观察要点

肱骨髁上骨折发生在筋膜间室综合征的早期，具有特殊的临床表现，需要仔细鉴别。肱骨髁上骨折可有明显的肿胀、疼痛，但仅凭肿胀往往难以判断是否为筋膜间室综合征的早期症状，加上幼儿肢体多胖嫩更易被忽视。临床判断依据是创伤肢体疼痛加重或奇痛、麻木、被动牵拉痛，并逐渐出现肢体局部有蚁走样异常感觉。幼儿患者由于其生理特征，不能正常描述疼痛，常用“哭”来表达不适，疼痛加重时患儿会出现哭得很凶、痛苦状，有时会有“挣扎”样表现，对喜爱的玩具和游戏不感兴趣。较乖巧的儿童哭闹较轻，但应与患儿因恐惧医务人员而哭闹相鉴别。可询问家长患儿哭闹的进展情况，通过前后对比来判断疼痛程度。筋膜间室综合征发生超过 6 个小时，肢体会有不可逆的损害，继而出现肢体疼痛减轻或消失。这易被误认为是症状的减轻而被忽视，尤其是幼儿语言表达不清，或因家长训斥不敢哭闹表达，直至出现神经肌肉症状，甚至肢体坏死时才被发现。因此，护理人员应针对早期表现及幼儿的年龄和个性特征严密观察患肢血液循环、感觉和活动情况。发现异常情况及时告知医生处理，避免缺血性肌挛缩、肢体坏死等严重不良并发症的发生。

3.2 肱骨髁上骨折易出现的其他并发症及护理预防要点

3.2.1 肘关节僵直

肱骨髁上骨折复位后，外固定期间肘关节不能活动。外固定解除后，如果肘关节不能进行有效的功能训练，则有可能出现肘关节不能正常伸屈、肘关节功能障碍，甚至肘关节僵直现象，需要再次手术松解。因此，复位当天应根据医嘱鼓励、引导、指导患者进行有效、有计划的功能训练。外固定解除后，在医务人员的指导下进行肘关节的主动锻炼，辅以被动锻炼，直至功能完全恢复。幼儿不能配合进行功能训练时，早期可用抓握笔、玩具等引导活动，后期可通过“游戏”及“奖励法”引导锻炼肘关节。

3.2.2 二次骨折与骨化性肌炎

个别患者可因功能锻炼过度或动作粗暴而造成二次骨折和骨化性肌炎，因此功能锻炼特别是肘关节训练应以主动锻炼为主，被动锻炼以患者能耐受为宜。应结合患者的骨折愈合程度、骨质性质进行锻炼。对于骨不连、脆骨病、骨髓炎、骨肿瘤和骨结核等患者，需要高度重视。如果正常锻炼甚至轻微的力量碰到骨折部位就会造成二次骨折，应由医生指导进行锻炼。粗暴或不恰当的锻炼有可能造成骨化性肌炎。

3.2.3 血管神经损伤

肱骨髁上骨折患者易合并血管神经损伤，入院时要认真观察桡动脉搏动情况及患肢末端血液循环、活动情况。如出现腕下垂、拇指不能背伸外展、虎口区感觉异常或麻木，则提示桡神经损伤；如出现第1、2指不能屈曲，第3指屈曲不全，则提示正中神经损伤；如出现小指、无名指伸指活动受限，则提示尺神经损伤；如桡动脉、尺动脉搏动差并伴有患肢远端血液循环不良，则为血管损伤征兆，应及时告知医生处理。骨折复位或手术后48小时内也应严密观察有无血管神经损伤指征。儿童，特别是幼儿，常无法正确表达自己的感受，护理人员可采用转移注意力等方法，在逗引患儿的同时，有意识地让患儿跟着护士做抓、捏、手掌打开等动作，以观察患肢末端的活动情况。

3.2.4 儿童尺偏型肱骨髁上骨折

儿童尺偏型肱骨髁上骨折后期易形成肘内翻。

4 知识要点

(1)肘关节的解剖结构特点。

(2)肱骨髁上骨折的概念。

(3)肱骨髁上骨折的观察要点。

(4)肱骨髁上骨折常见并发症的预防与护理。

(5)肱骨髁上骨折外固定的护理要点。

(6)肱骨髁上骨折的功能锻炼方法。

5 总结

肱骨髁上骨折多见严重肿胀，加上手法复位的创伤，复位后24～48小时为肿胀高峰期，易出现筋膜间室综合征的前期症状。如果处理不及时，则会造成严重的不良后果，出现肢体缺血性肌挛缩，甚至肢体坏死等。护理上应注意密切观察，发现异常及时告知医生处理，避免严重不良后果的发生。肱骨髁上骨折的并发症(如肘关节强直、二次骨折、骨化性肌炎、血管神经损伤等)在一定程度上能够预防，如果治疗、护理得当，则能避免或降低其发生的概率。

肱骨髁间骨折(肘关节僵直病例)

1 典型病例

1.1 病例简介

患者，女，23岁，以“左肘部骨折后肘关节活动受限6个月”为主诉入院。既往有损伤史，6个月前患者曾在当地医院进行左肱骨髁间骨折手法整复上臂超肘夹板固定。入院时患者生命体征平稳，体格检查可见左侧肘关节伸直30°，屈曲90°，肘部软组织弹性较差，患肢末端血液循环、感觉、活动尚可。X线片显示左肱骨髁间骨折，骨折愈合良好。护理要点：①做好健康教育，消除患者的忧虑。②和康复师一起制订详细的肘关节康复锻炼计划。③中药熏洗每日2次，每次30分钟。④上肢CPM机被动屈伸肘关节，每日2次，每次30分钟，逐渐增加活动幅度。⑤肘关节主动行握拳、掌屈背伸、左右摆掌、屈肘耸肩等锻炼。3周后，患者肘关节伸直15°，屈曲120°，关节功能得到改善。

1.2 病例关键点

肱骨髁间骨折复位固定或手术后，早期、适当的功能锻炼是保障肘关节功能恢复的关键。该患者在当地医院治疗后休息1周，因单位工作繁忙直接上班，患肢未及时进行正确的功能锻炼，延误最佳锻炼时机；其次，患者对肱骨髁间骨折功能锻炼的重要性认识不足，导致肘关节功能受限。

2 提出问题

(1)肱骨髁间骨折关节僵直的原因有哪些？如何预防？

(2)肱骨髁间骨折的常见并发症有哪些？如何预防？

3 问题解答与辨证解析

肱骨髁间骨折常为粉碎性骨折，属于关节内骨折，复位和固定均困难。固定后易发生再移位和关节粘连，严重影响肘关节功能。因此，骨折后早期良好复位、折端有效固定及适时、正确的功能锻炼，是确保骨折愈合和功能恢复的必要条件。

3.1 肱骨髁间骨折关节僵直的原因及预防要点

肱骨髁间骨折多因高强度间接暴力所致，加上肱骨髁部的解剖特点，临床多见粉碎性骨折。骨折时，肘关节及其周围软组织损伤较重，易导致瘢痕形成和软组织粘连，并引起关节僵直。因此，骨折早期良好复位后，应进行适当、正确的功能锻炼，降低关节僵直的发生；但肘关节伸屈锻炼应以主动锻炼为主，避免被动强力屈伸肘关节，以免引起骨化性肌炎和创伤性关节粘连，从而影响肘关节功能。

3.2 肱骨髁间骨折常见的并发症及预防要点

3.2.1 神经损伤

肱骨髁间骨折是指内外髁上2cm以内及内外髁之间的骨折，它是肘部严重的关节内骨折，骨折线涉及关节面。肱动脉和正中神经从肱二头肌肌腱下通过，桡神经和尺神经分别接近肱骨外髁和内髁，骨折移位时可导致损伤。患者入院时应仔细观察患肢末端血液循环、感觉及运动情况。如出现环指、小指爪形手畸形伴感觉障碍，特别是小指感觉消失，以及环指、小指伸屈障碍，则提示尺神经损伤；如出现腕下垂、拇指不能背伸外展、虎口区皮肤感觉异常或麻木，则提示桡神经损伤；拇指、示指不能屈曲，中指屈曲受限，则提示正中神经损伤。

3.2.2 骨化性肌炎（异位骨化）

骨化性肌炎是肘关节损伤后常出现的一种并发症。肱骨髁间骨折后，由于受伤时外力较大，肘关节局部常高度肿胀、瘀血、疼痛。如果损伤部位存在严重血肿，应及时穿刺抽出后加压包扎，同时进行中西医结合治疗，促进肿胀消退。原则上应避免早期对局部进行热疗、超声波治疗、按摩等。肘关节功能锻炼以主动锻炼为主，被动锻炼为辅，以患者能耐受或轻度疲劳为宜。切忌锻炼时动作粗暴、急于求成、盲目或不科学地锻炼，以免造成骨化肌炎。

4 知识要点

（1）肘关节的解剖结构特点。

（2）肱骨髁间骨折的概念。

（3）肱骨髁间骨折并发症的预防与护理。

（4）肱骨髁间骨折的功能锻炼方法。

5 总结

肱骨髁间骨折属于关节内骨折，肿胀严重，复位和固定均存在困难。但骨折后良好的复位和固定不是目的，重要的是恢复肘关节功能。因此，复位后应及时进行科学、有效的功能锻炼，促进肿胀消退和肘关节功能恢复。肱骨髁间骨折常合并肘部血管神经损伤，因此，要注意观察末端血液循环、感觉及运动情况，发现异常及时告知医生处理。复位或手术后功能锻炼要循序渐进，不要急于求成，以免加重肘部损伤，导致骨化性肌炎。

尺桡骨骨折（筋膜间室综合征病例）

1 典型病例

1.1 病例简介

患儿，男，3 岁，以“摔伤致左前臂肿胀、疼痛、活动受限 1 天”为主诉入院。入院时患儿生命体征平稳，哭闹，左前臂肿胀，疼痛评分为 5 分，局部有明显畸形。X 线片显示左尺桡骨中段骨折。入院完善检查后行左侧尺桡骨中段骨折整复夹板固定术。术后护理要点：①抬高患肢。②观察夹板固定松紧度，以及患肢末端血液循环、感觉和运动情况。③指导手指屈伸功能锻炼。3 天后，患肢肿痛消减，摄片复查，骨折端向掌侧成角移位，再次给予整复固定。当天夜间患儿哭闹不止，护士检查发现患肢桡动脉搏动微弱，牵拉患儿手指时疼痛加剧。医生调整夹板松紧度，患儿疼痛感逐渐减轻，桡动脉搏动可触及，皮肤颜色、感觉、活动均良好。1 周后好转出院。

1.2 病例关键点

手法复位挤压肌肉造成局部出血、肿胀;二次整复加重了损伤;夹板固定过紧,引起前臂肌肉间隔内压力增高,致使患儿出现伤肢桡动脉搏动微弱,牵拉患儿手指,疼痛加剧,前臂有蚁行感等筋膜间室综合征的早期症状。护士在患儿哭闹时及时查看并告知医生处理,解除了筋膜间室综合征,避免了筋膜间室综合征造成的缺血性肌挛缩等严重后果。

2 提出问题

(1)筋膜间室综合征临床典型表现有哪些?早期如何判断?

(2)尺桡骨骨折的常见并发症有哪些?如何早期发现及预防?

3 问题解答与辨证解析

前臂由并行的尺、桡二根长骨组成,两骨间有坚韧的骨间膜紧密相连。当发生尺桡骨骨折和前臂肌肉严重损伤时,局部出血较多,致软组织肿胀严重,使前臂肌间隔内压力逐渐增高。此外,小夹板或石膏等外固定容易导致筋膜室容积相对减小,筋膜室内压力增高。以上两种原因是导致筋膜间室综合征的重要因素,可出现筋膜室内重要组织急性缺血性改变,并逐步出现不可逆的肢体功能障碍和神经损伤,甚至导致缺血性肌挛缩等一系列严重后果。

3.1 筋膜间室综合征的早期临床表现及观察要点

尺桡骨骨干骨折容易出现筋膜间室综合征,表现为伤肢明显肿胀、疼痛、麻木、肢体变硬,严重者可出现张力性水疱、皮温降低、皮色暗红或有紫斑,压痛明显,特别是被动牵拉痛。典型临床表现为“5P征”(疼痛、苍白、感觉异常、麻痹、无脉),但并非所有骨筋膜间室综合征均有典型的“5P征”表现。护理上要细心辨别。骨筋膜间室综合征有时是一个肌间隔内压力增高,表现为局部硬肿疼痛;有时表现为皮肤感觉异常,有蚁行感。疼痛、苍白、感觉异常、麻痹、无脉并非同时存在。发生筋膜间室综合征后,如能及时观察、发现并处理,则能避免筋膜间室综合征导致的缺血性肌挛缩。

3.2 尺桡骨骨折易出现的其他并发症及预防要点

3.2.1 骨折移位

尺桡骨骨折后,复位时局部刺激易加重创伤,固定过紧易引起骨筋膜间室综合征;固定过松,则易发生骨折移位。夹板固定带以上、下活动 1cm 为宜,为防小儿患者自行松解外固定带,应做好患儿监护人的健康教育,采取相应的保护措施;功能锻炼时禁忌前臂旋转动作。

3.2.2 压疮

压疮多发生于骨折闭合整复石膏或

小夹板固定后。石膏或夹板固定后要认真交接班,对于年幼无法诉说的患儿,注意观察患儿神情和姿态,是否哭闹,骨突部位、石膏边缘皮肤情况,若有皮肤红肿等早期压疮症状,应及时处理。

3.2.3 前臂旋转功能受限

多见于闭合整复患者,骨折端未达到解剖复位,交叉愈合或两骨之间骨桥连接,可造成骨间膜挛缩,软组织瘢痕粘连及上、下关节囊挛缩。加上固定早期为防骨折移位而限制前臂旋转,会影响前臂旋转功能的恢复。因此,在患肢固定制动期间,应根据医嘱早期进行手指、腕关节功能锻炼,减轻软组织瘢痕粘连。

4 知识要点

(1)前臂的解剖结构特点。

(2)小儿尺桡骨骨折患者出现筋膜间室综合征的临床观察。

(3)尺桡骨骨折的常见并发症与护理。

(4)尺桡骨骨折外固定的护理要点。

(5)尺桡骨骨折的功能锻炼方法。

5 总结

由于尺桡骨骨折的解剖结构关系,尺桡骨完全骨折后,骨折端可发生侧方、重叠、成角及旋转移位。复位时创伤较重,伤肢常肿胀严重,并且复位后固定过松易发生再移位,过紧易出现筋膜间室综合征。尺桡骨骨折整复固定后,早期应密切观察患肢感觉、运动、血液循环及肿胀情况,外固定松紧是否适宜,发现异常及时告知医生处理,避免筋膜间室综合征的发生。同时做好并发症的预防,减少或避免骨折移位、压疮等。根据患儿的特点,早期正确指导患肢功能锻炼,促进患儿功能恢复。

桡骨远端骨折(骨折移位病例)

1 典型病例

1.1 病例简介

患者,男,52岁,农民,以"摔倒致右腕部疼痛、肿胀、活动受限4小时"为主诉收治入院。既往体健,无特殊病史。患者神志清,表情痛苦,生命体征平稳,右手腕上方肿胀明显,压痛,功能障碍,呈典型"餐叉"样畸形,手指末梢血液循环、感觉、活动可,桡动脉搏动可触及。X线片显示右侧桡骨远端骨折块向背侧移位(即Colles骨折)。入院完善相关检查后,在臂丛神经阻滞麻醉下行手法复位小夹板固定术,并给予活血化瘀、消肿止痛药物。护理要点:①抬高患肢,卧位时,患侧肢体位置高于心脏水平。②清淡、易消化饮食。③做好情志护理,消除患者忧虑情绪,鼓励患者配合治疗。④密切观察患肢夹板固定松紧度及患肢末梢血液循环、感觉、运动、桡动脉搏动情况。⑤复位当日,指导患者做握拳、肘关节伸屈及耸肩活动，每次5～10分钟，每日2～3次。复位后第2天晨6时许，患者不愿麻烦家属而自行如厕后，疼痛加重，评估为8分，发现夹板固定带向远端移动。医生给予曲马多100mg肌内注射，并调整夹板固定带位置。次日行X线检查，显示骨折远端移位，再次行手法复位夹板固定。固定后做好患者和家属的健康教育和自我护理知识指导，协助生活所需，维持有效外固定，禁止前臂旋转。护理上加强健康宣教，提高患者就医依从性。严密观察肢体夹板固定位置，根据手指肿胀消退情况，及时调整夹板松紧度。协助患者进行功能锻炼，配合应用活血化瘀药物，1周后肿胀消退，复位固定良好出院。

1.2 病例关键点

患者手法复位后第2天，因不愿麻烦家属而自行如厕松解腰带，强忍疼痛完成了看似简单的动作，实际上却增加了前臂的旋转，致使复位后的骨折端移位，疼痛加重。经过及时二次手法整复夹板固定、药物应用、健康教育、协助患者生活护理、严密的护理、观察指导及适当的功能锻炼，患者病情逐渐好转，避免了不良后果的发生。

2 提出问题

（1）桡骨远端骨折的临床表现及护理、观察要点有哪些？

（2）桡骨远端骨折有哪些并发症？如何预防？

3 问题解答与辨证解析

桡骨远端骨折是指发生于桡骨下端3cm内的骨折，包括Colles骨折、Smith骨折、Barton骨折及桡骨茎突骨折，约占全身骨折的1/6。该病多发于中老年人，女性多见。Colles骨折即桡骨远端伸直型骨折；Smith骨折是指桡骨远端屈曲型骨折，因其畸形与Colles骨折相反，亦称为反Colles骨折；Barton骨折是指桡骨远端背侧、掌侧缘骨折，并合并腕关节半脱位；桡骨茎突骨折多属于横行骨折或撕脱骨折。桡骨远端骨折复位后前臂的旋转易导致骨折端移位，因此，应协助患者做好日常生活护理，如系扣、松解腰带、梳头、执筷等，预防骨折端的移位。

3.1 桡骨远端骨折的临床表现及观察要点

桡骨远端骨折临床表现包括腕部疼痛、肿胀，累及手背及前臂下1/3，腕关节、前臂旋转运动及手指活动受限。Colles骨折侧面可见典型的“餐叉”样畸形，手掌正面呈“枪刺刀”样畸形。护理要点：①术后肘关节屈曲90°，三角巾悬吊于胸前；卧位时自然伸肘，并将前臂垫高于心脏水平。②严密观察夹板扎带的松紧度，以提起扎带在夹板上、下移动1cm为宜。③床头交接班，严密观察患肢末梢血液循环、肿胀、疼痛、皮温、颜色及感觉、运动情况。④观察夹板两端关节处皮肤是否受压，若患者主诉局部疼痛，应检查并加以处理。⑤指导患肢进行功能锻炼，改善血液循环，促进肿胀消退，利于骨折愈合，预防关节粘连。⑥做好健康教育，告知患者及家属日常生活中禁止前臂旋转动作，如洗脸、梳头、执筷、系扣、松解腰带、提裤、如厕等日常活动，需要在他人的协助下进行。

3.2 桡骨远端骨折常见的并发症及预防要点

3.2.1 腕部神经损伤

骨折后局部畸形常引起腕管压迫，出现正中神经受压症状，如拇指和示指不能屈曲、中指屈曲受限等；尺管受压时可出现尺神经症状，如环指、小指伸屈障碍及环指、小指爪形手畸形伴感觉障碍或消失等；护士需要掌握正中神经及尺神经受压的临床表现，严密观察患肢夹板或石膏固定情况，发现异常及时告知医生处理，避免造成不可逆的损害。

3.2.2 压迫性溃疡

对于石膏夹板外固定的患者，护士应认真观察患肢末梢血液循环、感觉、活动情况，详细询问患者的肢体感觉，并检查评估外固定的松紧度。必要时及时调整，避免压迫性溃疡的发生。

3.2.3 缺血性肌挛缩

前臂肌肉向下延续形成肌腱，并且有坚固的骨间膜，桡动脉、尺动脉、正中神经、尺神经、桡神经在掌面浅深两层屈肌之间通过。尺桡骨骨折后，手法复位时推拉牵压、复位后24～48小时肢体再肿胀，夹板或石膏固定过紧，均影响患肢血供，如不能及时处理，可引起缺血性肌肉挛缩。护理上要严密观察患肢末梢血液循环、肿胀、疼痛、皮温、颜色及感觉、运动情况，夹板固定松紧情况，如有异常应及时告知医生处理。

4 知识要点

（1）桡骨远端骨折的概念、分型。

（2）桡骨远端骨折的临床表现及观察要点。

（3）桡骨远端骨折的常见并发症及预防。

（4）桡骨远端骨折外固定的护理要点。

（5）桡骨远端骨折的功能锻炼方法。

5 总结

桡骨远端骨折约占全身骨折的1/6，多发于中老年人。由于桡骨远端骨折复位后前臂旋转易导致骨折端移位，因此，应做好健康教育，强调限制动作的重要性。由护理人员或家属协助患者做好日常生活护理，如系扣、如厕、松解腰带、梳头、执筷等，以防止患肢前臂旋转而造成骨折端移位，从而增加患者的痛苦。同时，应根据患者骨折固定情况认真评估，密切观察、及时发现异常并告知医生处理，避免腕部血管神经损伤、缺血性肌挛缩及压迫性溃疡等并发症的发生。

第 2 章

下肢损伤

股骨颈骨折(髋膝关节屈曲畸形病例)

1 典型病例

1.1 病例简介

患者,男,53 岁,农民,以“摔伤致左髋部疼痛、活动受限 20 天”为主诉收治入院,诊断为左股骨颈骨折。患者20 天前在地震中摔倒致伤,并在当地行左股骨颈骨折切开复位内固定术,现伤口愈合良好。入院时生命体征平稳,患肢髋膝关节屈曲、内收、短缩畸形,左髋部活动时疼痛加重。评估患者全身及患肢情况,制订康复锻炼计划。护理要点:①心理护理。②按摩、物理治疗损伤部位,缓解肌肉、肌腱紧张状态。③告知患者正确体位对骨折愈合与功能康复的重要性。④制订康复锻炼计划,专人负责指导患肢肌肉及关节的主、被动功能锻炼。⑤双腿间用垫枕支撑,逐渐增加患肢外展角度。⑥入院后第3 天,遵医嘱给予间断牵引,以纠正患肢内收及髋、膝屈曲畸形。1 周后,患肢膝关节完全伸直,髋关节屈曲畸形明显改善,骨折部位疼痛症状缓解。实施康复计划1 个月后,患者能正确扶拐行走。

1.2 病例关键点

股骨颈骨折属于囊内骨折,本例患者因突发自然灾害不幸受伤。在大批伤员紧急救治中,往往先解决骨折固定问题,而对功能康复重视不够;再加上恐惧和患处疼痛,患肢取屈曲内收保护体位,制动20 天,导致髋关节关节囊挛缩,出现髋膝关节屈曲内收畸形。因此,股骨颈骨折内固定术后患肢保持外展中立位,利于骨折对位。早期进行规范有效的患肢肌肉及关节功能锻炼,利于关节功能康复。

2 提出问题

(1)股骨颈基底部骨折的临床特点及护理要点有哪些?

(2)股骨颈骨折有哪些常见的并发症?预防和护理要点有哪些?

3 问题解答与辨证解析

股骨颈为椎桶状结构，股骨颈与股骨干之间的两个重要角度分别为颈干角与前倾角。颈干角使粗隆部及股骨干远离髋臼，使髋关节可以大幅度活动；股骨颈基底部骨折使颈干角改变，从而引起髋关节活动受限，患者易出现屈曲内收畸形。其次，股骨颈基底部骨折线位于股骨颈与大转子之间，由于骨折两端血液循环良好，骨折容易愈合。如果固定后患肢体位不当、未进行康复训练或错过最佳锻炼时机，则直接影响患肢功能康复。

3.2 股骨颈骨折其他并发症及预防、护理要点

3.2.1 股骨头坏死

股骨头坏死是股骨颈骨折常见的并发症，98%发生于股骨颈骨折后5年内，股骨头坏死与骨折局部残存血供和代偿能力有关。儿童和青壮年坏死率较老年人高，常与骨折所受暴力大、多伴随骨折错位和严重血管损伤有关。临床表现：骨折愈合后髋部间歇或持续疼痛，行走活动后加重，常向周围放射，关节僵硬，活动受限、跛行。护理要点：①骨折后正确搬运，减少骨折端刺激、骨折移位和加重血管损伤。②早期复位及牢固固定。③根据骨折类型、年龄及暴力大小做好评估和宣教，告知相关注意事项并加强防范。④伤后2～3年内严密观察患肢情况，随访至伤后5年。

3.2.2 股骨颈骨折不愈合

股骨颈骨折因其解剖、生理、生物力学及局部血供特点，发生骨折不愈合较常见。不愈合率居四肢骨折之首，尤其多见于老年患者。影响因素包括合并骨质疏松、骨折移位严重、粉碎骨折、复位不良、内固定不合理、过早不合理负重。预防及护理要点：①全面评估患者全身及局部情况。②早期有效复位、牢固内固定后进行规范的下肢肌肉及关节功能训练。③根据骨折类型选择适宜体位。④做好健康宣教，避免过早不合理负重。⑤加强饮食调养，防治骨质疏松等。

3.2.3 压疮

股骨颈骨折老年患者居多，骨折后因长期仰卧，骶尾部、足跟等部位受压过久，易产生压疮。护理要点：①间歇解除皮肤受压是预防压疮的重要措施。②定时抬臀按摩。③使用气垫床，减轻局部压迫。④建立压疮预防卡，定时翻身。⑤保持会阴部皮肤干燥、清洁。⑥正确使用便器，防止拖、拽、挂、擦。

3.2.4 空心钉固定后出现脱针或断针

股骨颈因局部血供特点，骨折固定首选创伤小的内固定物，如空心钉。老年股骨颈骨折患者多合并骨质疏松，空心钉内固定后，体位或活动不当易造成脱针或断针。因此，股骨颈骨折空心钉固定的患者，患肢应保持外展中立位，不盘腿，不侧

卧。能坐起时,指导患者正确坐姿,双腿不交叉,坐凳时让术肢自然下垂,不坐矮椅。

3.2.5 下肢深静脉血栓

详见“股骨头缺血性坏死”章节。

4 知识要点

(1)髋关节的解剖结构特点。

(2)股骨颈骨折常见的并发症预防与护理。

(3)髋关节置换术后的护理要点。

(4)股骨颈骨折的功能锻炼方法。

5 总结

股骨颈因其局部解剖及血运特点,治疗时要求根据骨折类型,早期有效牢固内固定,以恢复局部血供和解剖结构的完整性,并降低股骨头坏死和骨折不愈合等并发症发生。复位固定后,护理上应做好健康宣教和自我护理知识指导,如患肢保持正确体位,利于骨折对位和骨折愈合;制订全身和患肢康复锻炼计划并规范实施,促进骨折愈合和患肢功能恢复。

股骨干骨折(关节僵直病例)

1 典型病例

1.1 病例简介

患者,男,20 岁,学生,以“左股骨干骨折钢板内固定术后约 2 个月,左膝关节屈曲活动受限”为主诉扶拐入院。X 线片显示左股骨干骨折已临床愈合。患者于2 个月前车祸致左腿损伤,急诊行左股骨干骨折内固定术,术后1 周出院,出院后未曾复诊。入院时生命体征平稳,左腿较对侧周径变细,股四头肌明显萎缩,左膝关节伸直 0°,屈曲 20°,患肢末梢血液循环、感觉、运动良好。完善各项检查后,遵医嘱使用 CPM 机,活动范围 0° ~40°,每日 2 次,每次 40 分钟;患肢中药熏洗,每日 2 次。护理要点:心理护理及制订康复计划。康复锻炼措施:①下肢肌肉训练,如踝关节跖屈、背伸、直腿抬高、股四头肌收缩、下肢肌肉按摩、提捏、物理治疗。②患肢关节活动度训练,如被动屈膝训练(使用 CPM 机或护士协助被动屈膝)、主动床上抱腿屈膝、健侧足压患侧足床边压腿屈膝、扶栏下蹲等。③其他如指推活髌、抬臀等。经过 20 天的系统康复训练,膝关节活动度达到 0° ~120°,患者可出院。

1.2 病例关键点

股骨干被三组肌肉所包绕,股骨干骨折常合并严重的肌肉和软组织损伤。如果骨折复位固定后未早期进行肌肉和固定外关节功能锻炼,则影响骨折愈合和关节功能恢复。该患者手术后刀口未拆线出院,未在最佳时机进行患肢肌肉和关节功能锻炼,并且对功能锻炼的重要性认识不足,出院后缺乏指导监督,未遵医嘱定时到医院复查,因而造成膝关节活动受限。

2 提出问题

(1)股骨干骨折的护理要点有哪些?

(2)股骨干骨折易出现哪些并发症?如何早期预防?

3 问题解答与辨证解析

股骨干骨折是临床常见一种骨折类型。股骨是人体最长、最大的骨骼,也是下肢主要的负重骨之一,如果治疗不当,可引起下肢畸形和功能障碍。根据股骨的解剖及生物力学特点,股骨干骨折高能量损伤常引起软组织合并伤,导致骨折愈合与重塑时间延长。如果股骨骨折切开复位内固定术后不能及时进行有效的功能锻炼或缺乏系统和规范指导,可导致肌肉萎缩和关节僵直。

3.1 股骨干骨折常见并发症及护理、观察要点

3.1.1 休克

直接强暴力作用于股骨,因股骨干血运丰富,骨折常合并广泛软组织损伤,引起内出血,伤后局部肿胀严重。闭合股骨干骨折出血量通常为800~1000mL,尤其是开放性股骨干骨折,常继发创伤性休克。因此,护士接诊时应详细了解病因,密切观察患者的神志、面色、生命体征,尤其是血压变化;记录尿量;快速建立静脉通路,及时补充血容量;观察患肢局部肿胀及末梢血液循环、感觉、运动情况。

3.1.2 脂肪栓塞综合征

脂肪栓塞综合征多发生在脂肪含量丰富的长骨骨折,尤其是股骨干骨折行髓内针内固定髓腔内压力增高时,闭合性骨折较开放性骨折发病率更高。该病多发生在创伤后24~72小时,是骨折创伤早期严重的并发症,可分为典型脂肪栓塞综合征、不完全或部分脂肪栓塞综合征、爆发型脂肪栓塞综合征。护理要点:①密切观察患者有无嗜睡、神志不清、非感染性发热、心率增快、血氧饱和度下降或呼吸困难等症状。②观察皮肤(胸前、腋下、肩颈)及睑结膜有无出血点。③在搬运、翻身、更换床单、皮肤护理时减少局部刺激。④做好对症护理。

3.1.3 钢板弯曲、断裂

如果患者遵医嘱行为差,过早负重、弃拐、不当锻炼、摔倒等,均可造成钢板弯曲、断裂。护理上应加强宣教,下床行走时注意扶拐保护以防跌倒,以及患肢突然遭受剪切应力及其他外力。

3.1.4 下肢深静脉血栓

临床表现及护理、观察要点详见股骨头坏死章节。

4 知识要点

(1)股骨干的解剖结构特点。

(2)股骨干骨折的观察要点。

(3)股骨干骨折的常见并发症及观察、护理要点。

(4)股骨干骨折的功能锻炼方法。

5 总结

股骨干骨折常合并肌肉损伤,大量出血可致肢体严重肿胀。局部肿胀不仅影响下肢静脉、淋巴回流,还不利于瘀血消散吸收,从而导致肌肉硬化、粘连、关节积液。严重骨折或创伤后可并发创伤性休克和脂肪栓塞综合征,应严密观察病情。骨折复位固定后,在不影响骨折固定的前提下,鼓励患者早期进行股四头肌和下肢肌肉的收缩和髋膝关节伸屈锻炼,以促进肿胀消退、组织修复和骨折愈合,避免关节僵直的发生。在锻炼过程中,应加强宣教,提高患者和家属的依从性;出院时做好院外康复指导和随访,保证功能康复训练持续有效进行,以降低骨折后关节僵硬等并发症的发生。

股骨髁上骨折(腘动脉损伤病例)

1 典型病例

1.1 病例简介

患者,男,30 岁,以"撞伤致左腿下段肿痛、不能活动 3 小时"为主诉收治入院。入院时生命体征平稳,左膝中度肿胀,患肢畸形,功能障碍,疼痛评分为 5 分,胫后、足背动脉搏动正常。遵医嘱拍摄 X 线片。患者精神差,表情痛苦,体格检查可见左膝肿胀加重,患肢末梢颜色发白,皮温较健侧低,足背及胫后搏动消失。医生检查后怀疑腘动脉损伤,按亚急诊行"股骨髁上骨折切开复位内固定腘动脉损伤探查术",术中可见骨折块后移压迫腘动脉。骨折复位后伤肢肿胀减轻,胫后及足背动脉搏动可触及。术后护理要点:①密切观察患者生命体征的变化。②抬高患肢,中立位,膝关节屈曲 30°。③观察伤口渗血、渗液及末梢血液循环、感觉、运动情况。④局部持续烤灯照射以改善循环。⑤抗凝、抗血栓药物应用。⑥给予清淡、易消化、富营养饮食。⑦做好心理疏导,消除患者及家属的恐惧心理。⑧病情平稳后,指导患者进行踝关节屈伸、股四头肌等长收缩及髌骨推拿。14 天后伤口愈合,患者可出院。

1.2 病例关键点

股骨髁上骨折患者远折端由于腓肠肌的牵拉及肢体的重力作用而向后方移位,近折端由于股前、外、内的肌肉牵拉的合力而向前上移位,从而形成短缩畸形。股骨髁上骨折因远折端向后移位,可能压迫或损伤腘动脉、腘静脉、胫神经、腓总神经。因此,转运或搬动前后应仔细检查患肢血液循环、感觉及运动情况。该例患者拍摄 X 线片的过程中,因多次搬动而造成骨折块压迫腘动脉,护士及时发现异常,告知医生处理,避免了不良后果的发生。

2 提出问题

(1)股骨髁上骨折合并神经、血管损伤的护理、观察要点有哪些?

(2)股骨髁上骨折的常见并发症有哪些? 如何预防?

3 问题解答与辨证解析

腘动脉起自内收肌管下缘,与股动脉相延续下行至胫骨平台下 5~8cm 处,由于腘动脉与股骨髁后部骨面紧贴在一起,股骨髁上骨折时腘后部腓肠肌收缩可造成远折端向后移位,导致腘动脉损伤。此外,外伤性膝关节脱位、髁部粉碎性骨折及腘窝部钝器伤也是引起腘动脉损伤的常见原因。因此,膝周骨折和脱位的患者患肢未复位固定前及转运和搬动后,应严密观察患肢的肿胀情况有无加重,肢体远端有无缺血改变,胫后、足背动脉搏动有无减弱或消失,以预防医源性腘动脉损伤。因腘窝局部解剖生理特点,股骨髁上骨折患者若出现患肢踝关节跖屈、内翻仰趾状畸形,以及小腿后 1/3、足背外侧 1/3 及足底皮肤感觉明显减弱或消失,应充分考虑合并胫神经损伤的可能。

3.1 股骨髁上骨折其他并发症及护理要点

3.1.1 关节内血肿

股骨髁后方为腘窝,其周围血管丰富,股骨髁上骨折患者术中止血不彻底或术后引流不畅,可出现关节内血肿。血肿常引起疼痛,影响关节功能活动。护理要点:①密切观察生命体征变化。②对于术后放置引流管者,应观察引流液的量、色、质。③观察局部有无瘀血、肿胀加重。④观察伤口的渗血、渗液情况。⑤发现异常及时告知医生处理。

3.1.2 关节僵硬

膝周粉碎或复杂骨折治疗时,膝关节常需要较长时间的制动,易导致股四头肌粘连和膝关节僵直。临床上应结合患者的个体差异和骨折固定情况制订康复计划,早期规范指导患肢踝关节及足趾跖屈背伸、股四头肌等长收缩训练、髌骨推移,以及髋、膝、踝关节的主被动锻炼。同时,通过量化指标进行评价,以最大限度地降低关节僵硬的风险。

4 知识要点

(1)膝关节的解剖结构特点。

(2)股骨远端骨折的概念。

(3)股骨髁上骨折合并血管神经损伤的观察要点。

(4)股骨髁上骨折常见并发症的预防及护理。

(5)股骨髁上骨折的功能锻炼方法。

5 总结

股骨髁上骨折由于其解剖结构的特

殊性,在体位改变、搬动和转运时如保护不当,可引起周围组织再损伤。因此,临床上骨折复位固定前,要密切观察患肢肿胀、血液循环、感觉、运动及足背、胫后动脉搏动情况。如果发现异常,应早期处理,以降低并发症的发生。股骨髁上骨折为近关节骨折,并且周围有强大的肌肉组织。骨折固定后,早期肌肉和关节功能锻炼对关节功能的恢复非常重要。

髌骨骨折(二次骨折病例)

1 典型病例

1.1 病例简介

患者,女,48岁,于2008年1月15日以“不慎再次摔伤致右膝肿痛、活动受限1天”为主诉入院。患者2个月前曾因右髌骨粉碎性骨折入院,行切开复位记忆合金髌骨爪内固定术。术后骨折复位固定良好,第3天在CPM机上进行被动伸屈膝锻炼。术后2周,膝关节主动活动0°~90°,切口一期愈合后拆线出院。于1月14日下楼梯时,右下肢突然打软腿,不慎再次摔倒,致右髌骨原记忆合金髌骨爪滑脱,出现髌骨二次粉碎性骨折。入院后在髌上缘10cm处测量健、患肢股围差约为2cm,患肢股四头肌收缩状态下松软、无张力。完善各项检查后,二次行髌骨骨折切开取出原内固定及骨折复位张力带钢丝内固定术。术后伤口愈合良好,2周后拆线,继续在院内进行伤肢功能锻炼,1月后出院。

1.2 病例关键点

髌骨是人体最大的籽骨,呈三角形,下端为顶点,位于股四头肌肌腱内。股四头肌的4个头合并成一条肌腱,包绕髌骨,向下形成髌骨韧带并止于胫骨粗隆,髌骨下极为髌腱的起点。髌骨功能是增加股四头肌肌腱的力学优势,避免股骨髁受到外伤,并将股四头肌的拉伸应力传导至髌腱,从而改善股四头肌功能。股四头肌在维持膝关节稳定中起重要作用,髌骨骨折后股四头肌会很快发生萎缩。日常生活中,髌股关节产生的压力是体重的3倍;而在完全下蹲或爬楼梯时,髌股关节的压力可超过体重的7倍。因此,骨折后应尽快恢复关节面的正常解剖关系,以便最大限度地增加髌股关节的应力分布。髌骨骨折固定术后下床活动时,如果屈膝用力不当或股四头肌收缩无力打软腿,则可能导致摔跤,并引起内固定物松动、滑脱,甚至断裂,造成骨折块分离或再骨折。

该患者髌骨骨折术后膝关节伸屈功能恢复,但未继续加强股四头肌肌力训练,患肢股四头肌快速萎缩,导致膝关节不稳定、打软腿,导致再骨折。

2 提出问题

(1)不同类型的髌骨骨折及不同治疗方法的护理要点和锻炼宜忌有哪些?

(2)髌骨骨折易出现哪些并发症?如

何做好护理?

3 问题解答与辨证解析

髌骨骨折分为横断骨折、星状骨折、粉碎性骨折、纵行或边缘骨折、近端或下极骨折、骨软骨骨折,其中横断骨折占50%~80%,星状和粉碎性骨折占30%~35%。髌骨骨折的治疗目的是保证伸膝装置的连续性,以恢复髌骨功能,减少与关节骨折有关的并发症。治疗原则为充分恢复髌骨后关节面的平整,早期进行膝关节活动和股四头肌肌力训练。

3.1 髌骨骨折不同治疗方法的锻炼宜忌

髌骨粉碎性骨折良好复位固定是治疗的难点,骨折后多见股四头肌萎缩和膝关节僵硬。患者的一般情况、年龄、骨骼质量及手术风险决定了是否手术及内固定方式。非手术治疗多采用膝关节伸直位外固定,固定期间可早期指导进行直腿抬高训练;手术治疗若复位固定满意,术后可早期进行膝关节主、被动伸屈锻炼;若骨折粉碎或内固定不够牢靠,术后应制动3~6周。

护理人员应掌握不同治疗方法的护理要点和锻炼宜忌,并做好出院指导和随访,保证锻炼的有效性和持续性。①告知患者骨折治疗后应遵医嘱到医院复查,复查后根据骨折愈合情况和医嘱下床活动和进行负重训练。②出院患者如外固定松动、滑脱或针眼有渗血、渗液,应及时复查。③术后伤口局部出现红肿、疼痛,或患肢末梢感觉、运动与出院时相比发生变化,也应及时复查。④下床活动时防止步态不稳、滑倒、跌倒。⑤告知患者功能恢复良好不等于骨折愈合良好,必须摄片检查以确认骨折愈合情况。

3.2 髌骨骨折常见的并发症及预防、护理要点

3.2.1 膝关节僵硬

髌骨骨折非手术治疗早期可采用弹力绷带及冰袋加压包扎,以减少肿胀。一般患肢需要伸直位固定3~6周,但易引起膝周组织粘连。因此,伸直位固定期间应鼓励早期进行直腿抬高训练。严重粉碎性骨折常因强暴力引起,多合并膝关节重度肿痛和瘀血,血肿机化吸收及周围软组织损伤后修复也是引起关节僵硬的主要原因。手术治疗很难获得稳定的内固定,常需要额外固定或延长制动时间。固定牢靠者可早期进行膝关节CPM机被动和主动伸屈训练,以恢复关节活动范围,同时加强股四头肌等长收缩,防止粘连和保持股四头肌弹性。

3.2.2 骨折块分离和再移位

粉碎性骨折尤其是下极粉碎性骨折,内固定常不能有效固定,如果术后制动时间不足,膝关节主、被动伸屈活动过早或用力不当,以及患膝受二次暴力等因素影响,均可能引起骨折块分离或再移位,甚至内固定物松动滑脱。因此,根据骨折固

定情况，确定膝关节伸屈锻炼的时机，遵循早期、规范、渐进、持续的锻炼原则，并在锻炼过程中结合患者的依从性和个体差异制订锻炼计划，并做好健康宣教。

3.2.3 创伤后膝关节骨性关节炎、骨刺或硬化骨形成、髌骨软化

关节骨折可导致关节软骨破坏和软骨软化，出现创伤后骨关节炎，伴骨刺和硬化骨形成。严重髌骨骨折更易发生退行性关节炎。因此，骨折后应早期牢靠固定，并配合规范的功能锻炼，以预防股四头肌无力或萎缩，恢复良好的关节功能。

4 知识要点

（1）髌骨的解剖结构特点。

（2）髌骨骨折不同治疗方法的护理要点。

（3）髌骨骨折后功能锻炼方法和注意事项。

（4）髌骨骨折患者健康宣教和出院指导。

5 总结

髌骨位于皮下，受直接暴力易导致骨折，而间接暴力使附着于髌骨的肌肉、肌腱和韧带产生的拉力大于髌骨内在强度时，也可导致骨折。其治疗目的是保证伸膝装置的连续性，减少与关节骨折有关的并发症，充分恢复关节面的平整并修复股四头肌。但骨折复位固定后，患者如果不能配合进行持续规范的股四头肌肌力训练，则极易引起患肢肌肉萎缩，导致走路打软腿和摔倒；患膝关节主、被动伸屈锻炼过晚或不规范，会导致关节活动度欠佳，从而影响患者的生活质量。

膝关节骨软骨损伤（跌倒病例）

1 典型病例

1.1 病例简介

患者，男，16 岁，学生，以“摔伤致右膝部疼痛、肿胀 5 天”为主诉入院。患者 1 周前踢球时不慎摔伤右膝，曾在当地医院诊治，X 线片未见明显骨折，药物治疗和卧床休息数日后肿痛未见减轻，为进一步治疗到我院就诊。入院时，患者生命体征平稳，右下肢末端血液循环、活动、感觉良好，足背、胫后动脉搏动可触及；预约次日行 MRI 检查。进行入院宣教，告知患者未明确诊断前不要下床负重行走，同时介绍病房环境。当天下午患者家属外出，其自行下床如厕时，患肢站立侧转过程中右膝关节突感疼痛加重，患膝不能活动，关节交锁导致跌倒。护士将患者抬至病床，告知医生，并协助进行体格检查和调整患肢位置后，膝关节疼痛缓解。MRI 显示右膝关节胫骨髁骨软骨骨折，关节内存在游离体，完善术前各项检查，第 3 天行“关节镜右膝关节内游离体取出骨软骨

修复术”。术后应用抗炎、消肿药物，配合早期功能锻炼，术后2周切口愈合拆线出院。

1.2 病例关键点

膝关节外伤后关节肿痛，X线检查虽无明显骨折，但常合并关节内骨软骨骨折和膝周软组织损伤。而软骨和软组织损伤X线不显影，必须通过MRI才能确诊。外伤引起的关节软骨骨折在未明确诊断前患肢站立位负重扭转，导致损伤的骨软骨脱落形成游离体，游离体嵌顿可引起关节交锁，患肢不能活动出现平衡失调而跌倒。

2 提出问题

（1）膝关节软骨损伤关节内游离体形成的原因有哪些？如何预防？

（2）膝关节软骨损伤易出现的并发症有哪些？如何早期发现及预防？

3 问题解答与辨证解析

膝关节的骨性结构包括胫骨平台、股骨髁和髌骨，其表面均有软骨保护。青少年的软骨下骨骨质结构较脆弱，关节囊较薄，内、外侧韧带较薄而松弛。当膝关节受到间接暴力作用时，易发生骨软骨骨折，出现关节肿胀、疼痛、活动受限。损伤的关节软骨在旋转外力作用下易脱落形成游离体。

3.1 膝关节软骨损伤关节内游离体形成的原因及防范措施

膝关节骨软骨骨折X线不显影，如果患者在未明确诊断前下床负重行走或不当活动，可造成软骨脱落，在关节内形成游离体。活动过程中可能出现游离体嵌顿，导致膝关节活动受限。临床上对于因外伤导致的膝关节肿痛、X线片无明显骨折的患者，护士接诊时应详细了解损伤情况，并评估患肢的症状体征。对疑似软骨损伤者，禁止下床活动，防止损伤加重。根据患者的年龄、疾病特点，做好患者和家属宣教，告知卧床休息的必要性，取得患者和家属的配合；指导患肢股四头肌收缩锻炼，防止股四头肌萎缩。

3.2 膝关节软骨损伤易出现的并发症及预防要点

3.2.1 膝关节僵直

在膝关节软骨损伤早期制动过程中，如患肢未及时进行锻炼，则可能引起肌肉萎缩，甚至发生膝关节僵直。因此，应根据不同治疗方法制订适宜的锻炼计划，并正确指导患肢功能锻炼。以主动锻炼为主，被动锻炼应在医生指导下进行，以患者能耐受为宜；必要时可在CPM机上进行膝关节被动伸屈锻炼，以辅助关节功能康复。对于已经发生膝关节僵直的患者，可配合手法松解术和局部冰敷或冷敷，以减轻锻炼引起的软组织损伤性疼痛、肿胀。

3.2.2 骨关节炎

正常膝关节面有透明软骨覆盖，关节软骨没有血管、神经及淋巴组织，修复能力有限。一旦透明软骨损伤，可引起关节疼痛、不稳定和僵硬，加速关节退行性变，导致骨关节炎的发生。因此，确诊膝关节软骨骨折的患者，应及时采取正确的治疗措施，及早进行膝关节伸屈锻炼和股四头肌收缩，促进损伤软骨的修复和再生，降低骨关节炎的发生风险。

3.2.3 创伤性滑膜炎

骨软骨损伤活动不当可造成局部摩擦刺激，从而引起创伤性滑膜炎。急性期，膝关节应制动，必要时加压包扎，48 小时内给予局部冷敷，48 小时后可配合物理治疗。冷敷时应防止冻伤。

4 知识要点

（1）膝关节的解剖结构特点。

（2）膝关节骨软骨损伤的概念。

（3）膝关节骨软骨损伤的护理要点。

（4）膝关节骨软骨损伤常见并发症的预防与护理。

（5）膝关节骨软骨损伤的功能锻炼方法。

5 总结

膝关节由胫骨平台、股骨髁远端及髌骨构成，其表面有软骨覆盖，在膝关节遭受外力时可造成软骨损伤。膝关节软骨损伤的临床表现包括关节肿胀、血性积液、关节活动时疼痛，其临床表现不具有特异性，并且软骨损伤 X 线不显影，易漏诊或误诊。若早期未及时诊断和正确治疗，可造成关节积液或损伤的软骨脱落，并形成游离体。因此，对于膝关节损伤后关节肿胀、疼痛的患者，应做好健康教育，告知患者卧床休息，早期下床负重行走，避免加重关节损伤或行走障碍，以免引起跌倒等其他意外伤害。治疗后应及时进行有效的功能锻炼，防止关节僵直、骨关节炎等并发症的发生。

胫骨平台骨折（畸形愈合病例）

1 典型病例

1.1 病例简介

患者，男，42 岁，以“车祸致左膝部肿痛、活动受限 1 天”为主诉入院。患者神志清、精神好，表情痛苦，左膝中度肿胀，疼痛评分为 5 分，踝趾关节活动良好，患肢末梢血液循环、感觉均正常。肢体抬高位放置，X 线片和 CT 显示胫骨平台 Schatzker Ⅴ型骨折。完善各项检查，局部麻醉下行踝上牵引术，牵引重量为 5kg，应用活血化瘀药物。于入院后第 3 天在硬膜外麻醉下进行“左胫骨平台骨折切开复位植骨内固定术”，术后第 2 天继续进行踝上牵引术，术后X线片显示关节面平整，骨折断端对位良好。术后2周切口一期愈合后拆线。医嘱：踝上牵引，进行左膝关节CPM机被动伸屈锻炼，活动范围从0°～30°开始，每3天增加10°，被动活动1周后主动要求出院。术后2个月时出现左膝关节内翻畸形，再次就诊，X线片显示胫骨平台内侧面塌陷、骨折端畸形愈合，因此进行二次手术治疗。

1.2 病例关键点

胫骨平台骨折复位固定术后，在踝上牵引维持有效关节间隙的情况下，可遵医嘱在CPM机上逐渐进行被动伸屈活动，以打磨关节面、修复关节软骨；避免早期负重行走引起关节面塌陷，一般6～8周后可扶双拐下床不负重活动；8～12周后扶双拐轻负重活动，12～24周后扶单拐逐渐负重，24周后扶单拐负重行走，以后逐渐完全负重。该患者术后3周出院，自行锻炼并过早下床负重行走。在骨折端尚未愈合的情况下，不当锻炼和过早负重引起关节面塌陷，并且没有及时复查就诊，导致骨折畸形愈合。

2 提出问题

（1）胫骨平台骨折康复的护理要点。

（2）胫骨平台骨折常见的并发症有哪些？如何发现及早期预防？

3 问题解答与辨证解析

胫骨平台骨折又称为胫骨髁骨折，属于关节内骨折，多发于青壮年。常见单髁骨折，尤以外髁多见。近年来，高能量暴力损伤增多，双髁骨折发生率有逐年上升的趋势，严重者还可合并半月板或韧带损伤，引起膝关节功能严重障碍。胫骨髁由海绵状骨构成，受到外力挤压、撞击常引起粉碎或塌陷骨折。复位固定后过早负重锻炼易导致骨折移位、关节面塌陷和关节间隙改变，造成不同程度的膝内外翻畸形，影响关节软骨的修复和骨折愈合。

胫骨平台骨折治疗的主要目的是获得一个稳定、对位良好、活动正常且无痛的膝关节，以最大限度地减少膝关节创伤后骨关节炎的发生。骨折复位坚强固定后，在不影响骨折对位的前提下，早期非负重渐进性锻炼（如抬臀伸腿、小范围屈膝活动等）利于关节内骨折块稳定和关节软骨修复和重建、恢复关节功能、减少创伤性关节炎和关节僵硬的发生。

3.1 胫骨平台骨折的康复护理要点

通过持续踝上牵引来维持关节间隙，降低关节面单位面积上的压力，利于关节软骨修复；使侧副韧带、关节囊及交叉韧带相对紧张，可以有效防止膝内外翻；为早期功能锻炼提供生物力学基础，避免早期锻炼造成骨折块再移位。

规范、渐进地进行下肢肌力增强锻炼，可促进静脉、淋巴回流，利于消肿和缓解疼痛；下肢肌肉协调收缩时，肌肉绷紧形成自体坚实外固定，有助于骨折端良好对位和预防肌肉萎缩，利于膝关节稳定和软组织平衡,同时还可避免下床行走时打软腿或摔跤。

膝关节主、被动伸屈锻炼可打磨平台关节面,刺激软骨分化、再生和修复;加速关节液的分泌、扩散、吸收;改善关节周围血液循环,促进肌腱、韧带修复;减轻关节囊机化粘连。关节面间的相互适应锻炼可使难以复位固定的骨折块再次复位,从而改善关节活动度。

规范、规律的运动和负重利于维持骨质代谢平衡,减轻骨组织脱钙,增强骨的支撑和承重能力,预防骨质疏松。胫骨平台属于松质骨,过早行走或负重可引起关节面塌陷,因此应坚持 Paley 提出的"晚一个月负重比早一天好"的早活动、晚负重的锻炼原则。

3.2 胫骨平台骨折常见的合并症或并发症及预防要点

3.2.1 血管神经损伤

胫骨平台骨折严重的合并症,多见于移位严重的胫骨平台骨折,骨折端后侧移位或骨折端向后上严重错位的胫骨平台骨折易损伤腘动脉;偶有侧方错位骨折片刺伤胫前或胫后动脉者。胫骨平台骨折很少引起胫神经损伤,但腓神经损伤却比较多见,尤其是合并膝关节内翻位骨折者,若腓骨头、颈部同时骨折,则发生率更高。

预防要点:骨折或手术后进行石膏、夹板、牵引及支具等外固定者,应严密观察患肢肿胀、感觉、足背动脉和胫后动脉搏动,以及踝趾关节的跖屈背伸活动等。正确评估伤肢情况,排除筋膜间室综合征后,患肢屈膝 15° ~ 30° 中立位高于心脏放置。

3.2.2 小腿骨筋膜间室综合征

胫骨平台骨折常见的并发症,多发于粉碎或严重移位的胫骨平台骨折。症状包括小腿高度肿胀、剧烈疼痛、肌腹挤压痛、受累间室肌肉被动牵拉痛,足部皮肤可有感觉减退或感觉异常,胫前、胫后动脉搏动减弱或消失。筋膜间室综合征引起的肢体血液循环和感觉障碍超过 6 ~ 8 个小时,将对患肢造成不可逆的损害。

预防要点:及时、正确评估筋膜间室综合征的早期症状和体征。掌握观察评估时间点,如入院时、检查搬动及复位固定后。评估内容包括患肢肿胀、疼痛、循环、感觉、运动等,发现异常及时告知医生早期处理。

3.2.3 膝关节僵硬

胫骨平台骨折常合并周围软组织损伤,高暴力常引起后关节腔内大量积血,积血沿肌间隙扩散到大腿及小腿肌间隙,引起肢体肿胀瘀血,继而造成患肢肌肉广泛硬化,引起关节软组织粘连。合并关节软骨和周围韧带半月板损伤者,易引起关节内组织粘连。粉碎或严重移位的平台骨折患者,患膝需要长时间制动,以免引起关节间隙变窄和关节液分泌减少。以上因素均可导致膝关节僵硬。

预防要点:在骨折固定稳妥的前提

下，早期规范、有效的下肢肌肉和关节活动度锻炼，可配合采取中药涂擦、物理治疗、按摩、中药熏洗等干预措施，以促进瘀血消散和下肢肌肉弹性恢复，刺激关节液分泌，利于软骨修复。锻炼过程中，应避免不当或过度锻炼，以免引起软组织再损伤。

4 知识要点

（1）胫骨髁部的解剖结构特点。

（2）胫骨平台骨折的概念。

（3）胫骨平台骨折的康复护理要点。

（4）胫骨平台骨折常见的合并症或并发症及预防要点。

（5）胫骨平台骨折的规范功能锻炼方法。

5 总结

胫骨平台骨折是临床常见的关节内骨折，治疗目的是尽可能恢复关节面平整，为早期肌肉关节功能锻炼创造条件。因为膝关节为负重关节，并且解剖结构为松质骨，不当的膝关节屈伸锻炼和过早负重均易引起骨折移位关节面塌陷，导致下肢轴线改变，出现膝关节内、外翻畸形。如果患者和家属对早期锻炼的重要性和锻炼宜忌认知不足、治疗依从性差、未在最佳锻炼介入时机进行最适宜的康复训练、肌肉和关节活动度锻炼没有坚持循序渐进地进行、不能遵医嘱按时复查等，将直接影响骨折端的固定愈合及患肢的功能恢复。

胫腓骨骨折（筋膜间室综合征病例）

1 典型病例

1.1 病例简介

患者，女，55 岁，以“摔伤左小腿致肿痛、畸形、活动受限 4 小时”为主诉入院。既往无特殊病史。入院时患者生命体征平稳，表情痛苦，左腿肿胀、疼痛明显，皮肤张力较大，足背及胫后动脉搏动可触及，小腿皮肤感觉减退，足趾活动、血液循环尚可。X 线片显示左胫腓骨上段骨折。入院完善检查后，给予石膏托外固定，并予以解毒饮 1 服，每日 2 次口服。护理要点：①卧床休息，抬高患肢高于心脏水平。②给予清淡、易消化、富营养的饮食。③心理疏导，消除患者的恐惧情绪，鼓励患者配合治疗。④密切观察患肢肿胀、感觉、运动、血液循环、皮肤颜色、温度等情况。患者入院第 2 天夜间主诉疼痛难忍，可视模拟标尺法疼痛评分 8 分，肢体肿胀严重、发硬，出现张力性水疱，被动牵拉足趾时患肢疼痛加剧，肢端感觉麻木，活动尚可。值班医生剪开包裹的纱布绷带，去除石膏托，并予以 20% 的甘露醇 250mL 静脉注射脱水治疗，以及活血药物。肢体疼痛缓解，足趾末端血液循环、活动及感觉良好，肿胀逐渐减轻。进行跟骨结节骨牵引，2 周后肿胀消退。在腰椎硬膜外联合麻醉下行左胫腓骨骨折切开复位内固定术，术后给予抗生素、活血化瘀药物，并及时指导患肢及全身功能锻炼。术后14天切口愈合良好，患者要求出院。

1.2 病例关键点

患者石膏托固定后第2天主诉疼痛加重，检查发现肢体肿胀严重、发硬，出现张力性水疱，被动牵拉足趾时患肢疼痛加剧，肢端感觉麻木，初步诊断为早期筋膜间室综合征。剪开包裹的纱布绷带，去除石膏托，并予20%的甘露醇静脉注射脱水治疗，以及活血药物，可避免筋膜间室综合征造成的缺血性肌挛缩等严重的后果。

2 提出问题

(1)胫腓骨骨折合并筋膜间室综合征的早期临床表现与观察要点有哪些？

(2)胫腓骨骨折常见的并发症有哪些？护士如何早期发现及预防？

3 问题解答与辨证解析

小腿的肌间隔基底均由坚实的骨骼或骨间膜组成，无缓冲的余地，而肌肉表面覆盖的深筋膜又较其他部位结实，因此小腿骨筋膜间室综合征发生率较高。胫腓骨骨折特别是由强暴力所致的闭合粉碎性骨折，隐性出血较多，使密闭的间隔内容积逐渐增大，可出现筋膜间室综合征，常表现为小腿血管神经等异常。间室压力升高超过生理限度可引起动脉供血不足或中断及静脉回流受阻，肌细胞缺血、缺氧出现坏死，毒性产物吸收，可致急性肾衰竭。筋膜间室综合征如不能早期诊断、及时处理，常造成小腿缺血性肌挛缩。

3.1 筋膜间室综合征的临床表现及观察要点

筋膜间室综合征主要表现为损伤的肌间隔区域内肌肉神经麻痹，被动牵拉时受累肌肉剧痛。患者有超出肢体原发损伤程度的异常剧痛，被动牵拉足趾引起剧痛；患肢高度肿胀、肤质发硬或有张力性水疱，疼痛持续进行性加重；肢体远端感觉异常；小腿及足部肌肉活动障碍；肢体远端脉搏减弱或消失。骨筋膜间室综合征的早期诊断主要依靠临床观察，如患者出现肢体远端的蚁行感、足趾被动牵拉痛、进行性加重的持续性疼痛等，应引起重视。如出现典型的“5P”征，则多为重度筋膜间室综合征，患肢可出现不可逆的肌肉、血管、神经损害，造成肢体残废或截肢。因此，应高度重视对患肢末梢、感觉、运动的观察，发现异常情况及时采取有效措施处理，避免出现此类并发症。

3.2 胫腓骨骨折常见并发症及预防要点

3.2.1 膝、踝关节僵直

胫腓骨骨折整复后，采用长腿超关节

石膏外固定期间，膝、踝关节不能活动。当外固定解除后，关节若不能进行有效的功能训练，则膝、踝关节可能无法正常伸屈，甚至发生关节僵直。因此，复位固定后应立即指导患肢肌肉收缩和关节活动。外固定解除后，在医护人员指导下进行膝、踝关节的主动锻炼，并辅以被动锻炼和物理治疗以促进局部血液循环，直至功能完全康复。

3.2.2 血管神经损伤

胫腓骨开放性骨折患者易合并血管神经损伤。入院时要认真观察足背及胫后动脉搏动及患肢末端血液循环、感觉活动情况，如出现足下垂、足和足趾不能背屈及小腿前外侧和足背部感觉障碍，则提示腓总神经损伤。若足背动脉及胫后动脉搏动差，伴患肢远端血液循环不良，则为血管损伤征兆，应及时告知医生处理。此外，腓总神经经过腓骨颈部时位置表浅，周围软组织少，夹板、石膏固定及手术操作均易引起损伤。因此，骨折复位或手术后48小时内，应严密观察有无血管神经损伤指征。

3.2.3 延迟愈合、不愈合或畸形愈合

造成胫骨延迟愈合与不愈合的因素大致可分为骨折本身因素和处理不当两大类。但无论哪种因素，常是多种因素而不是单一因素引起的，如跟骨过牵引、刀口或牵引针孔感染、功能锻炼方法不正确等。因此，在骨折治疗过程中，应做好牵引、刀口护理，指导患者及时、正确地进行功能锻炼。若骨折临床愈合期，练习下床负重行走时要全足负重，切忌足尖着地，足跟悬空，以防骨折移位导致畸形愈合。同时要做好饮食调整，以促进骨折愈合。

3.2.4 二次骨折

如果患者在骨折未临床愈合前功能锻炼过度或用力不当摔倒，可导致二次骨折。因此，功能锻炼特别是膝关节的伸屈训练应以主动锻炼为主，被动锻炼为辅，以患者锻炼后不感到疲劳为度；下床活动时应注意保护患者，防止摔倒、碰伤、扭伤等。

4 知识要点

(1)小腿的解剖结构特点。

(2)胫腓骨骨折的概念。

(3)胫腓骨骨折的护理、观察要点。

(4)胫腓骨骨折常见并发症的预防与护理。

(5)胫腓骨骨折的功能锻炼方法。

5 总结

小腿的双干骨将其肌肉群分隔为4个筋膜室，胫腓骨骨折时常合并软组织挫伤或血管神经损伤，加上骨折复位时的再损伤及外固定，骨折后小腿多严重肿胀。24～48小时为肿胀高峰期，很容易出现筋膜间室综合征。因此，医护人员应掌握筋膜间室综合征的观察要点，密切观察患肢

末梢血液循环、感觉、运动情况，同时，向患者及家属介绍该病的发生机制、主要临床表现及筋膜间室综合征的危害性，避免肢体缺血性肌挛缩、坏死等严重不良后果的发生。胫腓骨骨折复位后，应及时进行有计划的功能锻炼，预防关节强直；下床活动时注意保护患者，防止摔倒、碰伤、扭伤等造成二次骨折。

踝关节骨折（压伤病例）

1 典型病例

1.1 病例简介

患者，男，36岁，以“跌伤左踝部致肿痛、活动受限1天”为主诉入院。患者神志清，精神不振，表情痛苦，左踝部肿胀，疼痛评分为4分，足趾血液循环、感觉及活动良好。X线片显示左双踝骨折（旋后外旋型）。治疗上行“左双踝骨折手法复位超踝夹板外固定术”并给予消肿止痛药物。护理要点：①抬高患肢，卧床休息，踝关节置于内翻中立位，足尖朝上。②给予清淡、易消化、富含蛋白质、维生素、粗纤维的饮食。③心理疏导，消除患者及家属的恐惧情绪，鼓励患者配合治疗。④密切观察患肢远端血液循环、感觉、运动及小夹板固定情况。⑤复位当日即指导患者做趾关节屈伸活动、股四头肌等长收缩和髌骨推拿。整复术后第1天进行被动直腿抬高60°以上，膝关节被动伸屈锻炼，踝关节背伸跖屈活动。第3天患者主诉患肢外踝处疼痛不适，去除夹板后发现外踝处有一个2cm×3cm的Ⅰ度压疮。给予松解夹板、更换衬垫、开具活血化瘀中药等处理后逐渐痊愈。继续夹板外固定1周后患者出院。

1.2 病例关键点

该患者为旋后外旋型双踝骨折，整复术后内翻位小夹板超踝固定，抬高患肢至中立位。外踝部属于骨隆突部位，加上复位手法刺激，可使创伤性肿胀加重。为保持复位后骨折端对位、对线，夹板不宜太松。整复术后第3天，患者主诉外踝处疼痛，检查发现夹板固定过紧，及时告知医生调整夹板松紧度，1天后痊愈。

2 提出问题

（1）踝关节骨折小夹板固定后的护理要点有哪些？如何预防压伤？

（2）踝关节骨折的常见并发症有哪些？如何发现及早期预防？

3 问题解答与辨证解析

踝关节由胫腓骨下段和距骨组成。内、外踝及足跟处可因多种因素影响而易发生压疮。踝关节骨折整复后常需要夹板外固定，而内、外踝部属于骨隆突部位，夹板下需要垫衬垫。若衬垫过硬或过薄、夹板固定过紧、肢体位置放置不当、足跟末悬空等，均易导致皮肤压伤。因此，护理人员应密切观察，详细询问患者的感觉及主诉，以预防压疮的发生。

3.1 踝关节骨折小夹板固定后护理要点

①患肢抬高，膝关节屈曲10°，足跟悬空。搬动肢体时注意双手平托患肢。②观察夹板扎带的松紧度，以拇指、示指提起扎带上、下移动1cm为宜，尤其在骨折或整复固定术后1周内。③密切观察患肢远端的血液循环、感觉及运动情况。④骨突处衬垫的厚薄及软硬度适宜，外固定期间注意倾听患者的主诉，询问骨隆突部位有无疼痛不适。⑤保持夹板清洁，防污染。⑥指导功能锻炼，预防肌肉萎缩、减轻软组织粘连、预防关节强直。具体方法是手术当天麻醉消失即可做趾关节活动、股四头肌等长收缩和髌骨推拿；术后第1天进行被动直腿抬高、膝关节被动伸屈锻炼。若内固定牢固且无外固定者，可做踝关节背伸跖屈活动，每日2次，每次5～10分钟，3天后加上主动锻炼，以后逐渐增加次数，以不疲劳为度。踝关节不稳定性骨折患者踝关节跖屈活动应适当推迟1周，以免引起骨折移位。

3.2 踝关节骨折常见并发症及预防要点

3.2.1 骨折不愈合

内踝骨折易发生骨折不愈合，原因包括骨折断端间软组织嵌入、外固定时间过短及不正确的内固定。预防、护理要点：①根据骨折类型整复后保持肢体位置，有外固定者应告知固定期间勿私自移动夹板位置，更不可私自取下外固定物。②指导患者及时正确地进行功能锻炼，有效的功能锻炼可以促进骨痂生长。③加强营养，以促进骨折愈合。

3.2.2 畸形愈合

踝关节畸形愈合多由复位不良、外固定无效或活动不当引起骨折再次移位所致。因此，患者行踝关节骨折复位石膏、夹板、牵引及支具等外固定后，应抬高患肢，将踝关节置于功能位，足尖朝上。避免因肢体放置不当而影响骨折对位、对线；踝关节不稳定性骨折（如后踝骨折、双踝骨折、三踝骨折）复位后，踝关节活动不当易造成骨折移位，导致畸形愈合。因此，护理人员应严格掌握其锻炼宜忌，防止锻炼时引起骨折移位而致畸形愈合。

3.2.3 创伤性关节炎

踝关节在站立时负重最大，日常行走、跳跃等活动主要靠踝关节的背伸、跖屈活动进行。骨折后即使有轻度移位也可能影响关节功能，引起创伤性关节炎。胫骨下关节面粉碎性骨折、原始距骨有明显脱位、旋前外旋型并伴有下胫腓分离、距骨复位不良仍残存半脱位、距骨向后半脱位、骨折后复位不良等创伤性关节炎的发生率较高。护理时应根据骨折类型、复位固定情况及患者遵医情况进行综合评估。对患者及家属进行健康教育，告知其保持患肢功能位及康复锻炼的重要性。制订个体化的三期功能锻炼计划，并督促有效实施，同时配合物理治疗、按摩、中药熏洗等，可降低创伤性关节炎的发生。

4 知识要点

（1）踝关节的解剖结构特点。

（2）踝关节骨折的概念。

（3）踝关节骨折的常见并发症及预防要点。

（4）踝关节骨折的康复要点。

（5）踝关节骨折的功能锻炼方法。

5 总结

踝关节骨折属于关节内骨折，应力求复位准确、固定可靠。在不影响骨折复位稳定的情况下，尽早指导踝关节功能活动，使骨折端在距骨活动中愈合。踝关节骨折复位后外固定期间，护理人员应经常检查内外踝及足跟部皮肤是否受压、发红、发热、疼痛。在不影响固定的情况下，定时移动夹板扎带位置，或将手指伸进扎带下轻压皮肤，以减轻压迫，改善血液循环，避免压疮的发生。同时，告知患者和家属外固定后的注意事项、早期锻炼的重要性和锻炼宜忌。在医护人员的指导下正确进行踝关节康复锻炼，并按要求到医院复查，以预防关节强直的发生。

浮膝损伤（血管神经受压病例）

1 典型病例

1.1 病例简介

患者，女，40岁，以"车祸致伤右下肢，右膝部和小腿肿胀、疼痛、活动受限4小时"为主诉入院。患者神志清、精神差、表情痛苦、面色苍白、脉搏100次/分、血压90/56mmHg。立即建立双路静脉通路，给予氧气吸入并紧急配血，体格检查排除其他肢体和脏器损伤。右膝部和右下肢肿胀明显、膝关节漂浮，自带X线片显示右股骨髁部骨折、右胫腓骨骨折，足背动脉、胫后动脉搏动均可触及，踝关节跖屈、背伸功能良好，右足感觉略迟钝。经过30分钟紧急救治后，患者面色逐渐好转，血压100/60mmHg，脉搏90次/分。由当班护士协助将患者平搬至病床上，患肢抬高至中立位后，膝关节伸直位放置。8点交接班时检查患肢情况，右腿及足背部感觉迟钝加重，足背动脉搏动未触及，胫后动脉搏动弱，踝关节跖屈、背伸力量较入院时减弱。在微牵引下抬高患肢，调整垫枕高度，将患肢置于屈曲30°中立抬高位，5分钟后足背动脉搏动可触及，胫后动脉搏动恢复，右足背部感觉明显好转。

1.2 病例关键点

该患者骨折属于浮膝损伤Ⅱ型，因股

骨和胫骨连续性同时中断，膝关节处于漂浮状态。护士对浮膝损伤潜在的并发症评估不足，对患肢搬动注意事项未掌握，导致搬动过程中股骨髁骨折块后移，压迫或损伤腘动脉和腓总神经。

2 提出问题

（1）浮膝损伤的分型和正确搬运方法。

（2）浮膝损伤的处理原则和早期护理要点。

（3）浮膝损伤后常见的全身和患肢合并症或并发症各有哪些？护士如何早期发现和预防？

3 问题解答与辨证解析

浮膝损伤是指同侧肢体的股骨和胫骨同时骨折，使膝关节与股骨和胫骨的连续性均发生中断。按骨折发生的部位，可将“浮膝”损伤分为4型。①Ⅰ型：骨干骨折型；②Ⅱ型：单髁骨折型；③Ⅲ型：双髁骨折型；④Ⅳ型：复杂骨折型。浮膝损伤是一种多发创伤，常由高能量、强暴力引起，易合并血管、神经损伤。未合并血管神经损伤者，如果搬运不当极易导致骨折块后移压迫或损伤腘窝血管和神经，尤其是髁部骨折时。

正确搬运方法：医护人员一手掌平稳托扶股骨干部位，另一手掌平稳托扶小腿中下段，利用微牵引力保持患肢力线，平稳搬运并使膝关节屈曲15°～30°中立位放置，或者用支具托扶患肢后再搬运。支具固定时要注意支具内面及膝下垫软物，固定带适当松弛，一方面避免膝部悬空碎骨折块后沉压迫膝部血管神经，另一方面避免创伤后肿胀加重出现压疮。

3.1 浮膝损伤的处理原则和早期护理要点

浮膝损伤由于“高动能”作用常伴有局部严重的软组织、血管及神经损伤，因此要重视并发症的处理和预防。若暴力过大，可能对头颅、脊柱、胸部、腹部造成损伤。若合并失血性休克和重要脏器损伤，应优先处理休克和重要脏器损伤，并在生命体征稳定后及全身情况允许条件下立即妥善处理骨折，尽早一次性恢复膝关节的稳定结构。良好的复位和坚强的内固定是膝关节功能恢复的基础，而早期膝关节功能锻炼是预防膝关节粘连和僵直的关键。对于创伤性浮膝损伤患者，治疗过程中应重视并发症的观察与预见性护理，从而最大限度地降低并发症的发生率、减少患者痛苦，并促进疾病的恢复。

3.1.1 浮膝损伤早期护理要点

①接诊转运时应正确搬运，防止膝关节过伸或操作者直接托扶骨折部位导致骨折断端移位，从而继发腘动脉或神经损伤。②严密观察神志和生命体征，发现异常及时告知医生早期处理，防止发生失血性休克。③严密观察患肢末梢温度、感觉及踝趾关节活动，胫前、胫后动脉搏动情况；如发现足背动脉搏动减弱、足踝不能跖屈、足底皮肤感觉障碍，应及时告知医

生处理。神经损伤超过6~8小时易出现不可逆损害。④及时检查膝周肿胀进展情况，以及小腿、足部皮肤颜色、温度和毛细血管充盈情况，以评估腘动脉是否压迫、痉挛、栓塞或破裂，并根据病情及时采取有效处理措施。

3.2 浮膝损伤常见合并症或并发症及预防、护理要点

3.2.1 失血性休克

浮膝损伤患者股骨和胫骨同时骨折。因创伤严重，并且是长骨骨折，易出现失血性休克。因此，应及时接诊急性创伤性浮膝损伤患者，并快速建立静脉通路。开放性损伤须及时包扎处理伤口；全面检查评估，以判断有无其他脏器合并伤；严密观察血压、脉搏变化并及时有效处理。

3.2.2 脂肪栓塞

因长骨骨折后大量的脂肪球由骨髓中释放入血液，阻塞脑、肺、肾及其他器官的血管，从而出现以进行性低氧血症、皮肤黏膜出血点和意识障碍为特征的脂肪栓塞综合征。搬运时骨折肢体需要临时固定。骨折复位过程中，操作应轻柔，做到有效制动，防止或减少局部损伤；减少不当或过多搬动，以免增加脂肪滴进入血流引起脂肪栓塞综合征。

3.2.3 筋膜间室综合征

膝周闭合骨折患者膝关节和小腿周围多肿胀畸形，易出现筋膜间室综合征。因此，应注意观察肢体肿胀、疼痛和患肢感觉、运动情况，发现异常及时告知医生处理。

3.2.4 关节僵直

关节内损伤或干髁部骨折早期常不易达到稳定固定，需要延迟进行膝关节功能活动。该病伸膝装置粘连概率高，包括关节内或关节外粘连。因此，早期稳妥内外固定后，应适时进行规范的关节活动度训练及肌肉训练，以减少或避免关节僵直的发生。

4 知识要点

（1）浮膝损伤的概念。
（2）浮膝损伤的处理原则。
（3）浮膝损伤的护理要点。
（4）浮膝损伤的常见合并症或并发症。
（5）浮膝损伤的正确搬运方法。

5 总结

浮膝损伤也被称为“漂浮膝”，多因高暴力导致多发创伤。其全身及局部并发症较多，如失血性休克、脂肪栓塞，并且骨折延迟愈合及骨折不愈合的概率较高。浮膝损伤患者膝关节与下肢近端和远端失去骨性连接，搬运不当可引起腘窝血管神经损伤。如果骨折块压迫不能及时解除，超过一定时限可造成肢体损伤或全身不可逆损害。因此，接诊和搬运患者时，应根据骨折端情况正确评估病情、合理搬运、及时

处理,以降低全身和患肢并发症的发生。

创伤后膝关节僵硬(再骨折病例)

1 典型病例

1.1 病例简介

患者,男,50岁,工人,以"摔伤致右膝部肿痛、活动受限2天"为主诉入院。患者生命体征平稳,膝前有15cm长的愈合瘢痕,患肢末梢血液循环、感觉、运动均良好,X线片显示右股骨髁上骨折。患者2年前重物砸伤右膝部致"右股骨髁部粉碎性骨折",在当地医院行切开复位钢板内固定术,术后患肢管型石膏外固定6周。石膏拆除后患肢膝关节屈曲活动受限,以"右股骨髁部粉碎性骨折伴膝关节僵硬"来我院就诊。体格检查发现膝部中度肿胀,皮肤干燥,肌肉无弹性,低位时患肢肿胀加重,下肢静脉回流时间延长。股四头肌明显萎缩,健侧肢、患侧肢髌上缘10cm处股围相差3cm,行熏洗和主、被动伸屈膝锻炼。1周后主动要求出院,出院时膝关节伸屈活动0°~30°,肌肉萎缩未见明显改善,局部皮肤弹性恢复,患肢肿胀和静脉回流情况较入院时明显改善。1年后以"右股骨髁粉碎性骨折术后伴膝关节僵直"再次入院。完善各项检查后,行内固定取出和膝关节松解股四头肌成形术,松解术后通过有效护理干预,2周患膝主动伸屈活动度为0°~100°,切口愈合分期拆线后出院。出院后2周洗澡时,不慎滑倒致"右股骨髁上骨折"再次入院治疗。

1.2 病例关键点

此例患者股骨髁骨折术后因膝关节石膏外固定,早期未进行规范、有效的功能锻炼,从而引起患肢肌肉萎缩、膝关节僵硬。二次入院保守治疗时又未按疗程进行锻炼,导致膝关节僵直。膝关节僵直后患肢股四头肌萎缩加重,因此,行膝关节松解股四头肌成形术。该手术软组织创伤大,术后易并发股四头肌收缩无力、打软腿,从而影响膝关节稳定性。此外,髁部粉碎性骨折钢板取出时破坏骨皮质,骨皮质和钉道需要再修复。钢板取出同期进行膝关节松解股四头肌成形的患者,术后如果未加防护或防护措施不到位,易出现再骨折。

2 提出问题

膝关节僵硬的临床表现及护理要点。

3 问题解答与辨证解析

股骨髁部骨折因原始创伤和手术固定过程中对股四头肌和关节面造成损伤,易导致股四头肌瘢痕形成和膝关节纤维粘连。膝关节制动3周以上可能引起一定程度的永久性僵直。股骨髁部骨折的处理原则是早期稳定内固定后配合膝关节锻炼。若患者膝关节长时间制动导致伸膝装置挛缩、纤维化,并与股骨发生粘连,以及因髌内侧、外侧支持带及关节囊挛缩,关节内形成广泛粘连,导致膝关节僵硬,应在理疗师的指导下早期进行积极的康复锻炼。患肢内固定取出后,骨折局部结构薄弱,在受到闪、滑、摔等扭转或剪切力时,可导致再骨折。

3.1 膝关节僵硬的临床表现及护理要点

膝关节僵硬是指膝关节及周围损伤后,在超过正常的恢复时间未能及时、有效地进行功能锻炼,从而引起膝关节软组织挛缩粘连致膝关节活动障碍。膝关节僵硬分为完全伸直位、屈曲位、屈曲外旋位或外翻位。护理要点:①膝前皮肤护理,可进行蜡疗、热敷、按摩、提捏训练,以改善局部血液循环,恢复皮肤弹性,必要时根据医嘱进行中药熏洗,熏洗时注意水温适宜,以防烫伤。②根据患者的个体耐受情况,指导患者进行膝关节屈伸锻炼,应避免锻炼过度引起炎性反应,加重软组织的粘连。③术后第 2 天在镇痛泵控制下进行膝关节被动屈伸锻炼,第 2 天后开始被动和主动屈伸锻炼交替,术后 1 周进行下床扶拐行走、下蹲、弓步锻炼。④膝关节僵硬者一般需要较长时间的保守治疗,康复效果短时间内不明显;加上行走跛行,以及下蹲、上下楼梯等日常生活能力受限,术后易产生急躁、焦虑、忧郁等不良情绪,因此,护士应做好心理疏导。⑤膝关节僵直松解股四头肌成形术后,膝关节伸屈功能和股四头肌肌力均需要较长时间锻炼才能恢复,因此,要做好出院指导,详细告知患者持续锻炼的重要性及锻炼注意事项,防止锻炼不当引起周围软组织和关节再损伤。

4 知识要点

(1)创伤后膝关节僵硬的概念。

(2)创伤后膝关节僵硬形成的原因及临床表现。

(3)膝关节松解股四头肌成形术的护理要点。

(4)膝关节僵硬患者的出院指导。

5 总结

对于膝关节周围骨折长期外固定患者,如果锻炼时间或方法不当,可导致创伤性膝关节僵硬。因此,膝周骨折患者应在早期牢靠固定的基础上,及时进行肌肉和关节活动度训练。外固定拆除后,膝关节僵直患者应在医护人员指导下积极进行康复训练,以改善关节周围皮肤、肌肉及软组织情况,最大限度地恢复关节活动度,降低因关节僵直手术松解引起的二次创伤。股四头肌关节松解成形术后,患者常出现不同程度的肌力减退,并且肌力恢复时间较长;同期行内固定取出者,局部骨质结构薄弱,当受到不当外力时可引起再骨折。护理上应做好围术期健康宣教和自我护理知识指导,术后扶拐行走 1~2 个月,注意防滑和免受其他外力。

第 3 章

颅脑、脊柱损伤

颅脑损伤(昏厥病例)

1 典型病例

1.1 病例简介

患者,男,38 岁,以“高处坠落致伤头颅,昏迷 15 小时,右耳、鼻部出血,头痛、头晕 2 天”为主诉入院。受伤后“120”接诊到当地医院治疗,重症监护、禁食、留置导尿、输液、吸氧等,在此期间呕吐数次,肠道未排气,2 天后转入我院。入院时患者呈嗜睡状态,双侧瞳孔直径为 3mm,等大、等圆,对光反射灵敏,精神差,鼻部、右耳道有血痂。CT 显示左侧额叶、颞叶脑挫裂伤,顶叶脑挫裂伤,枕骨骨折。临床诊断为颅脑损伤合并脑脊液耳鼻漏。患者曾于 26 岁患肺结核,35 岁时患浅表性胃炎,体质瘦弱,营养状况较差。入院后完善相关检查,给予生命体征监护、抗生素、脱水剂、激素及对症治疗。护理要点:①密切观察神志、瞳孔、体温、脉搏、呼吸、血压、血氧饱和度的变化,并按照医嘱认真记录。②吸氧 3L/min,抬高床头 15°~30°,以利于降低颅内压。③暂禁食水。留陪护一人,加强看护。④耳漏患侧卧位,保持耳鼻部清洁、通畅,勿堵塞,勿用手指抠,嘱患者勿用力咳嗽及打喷嚏。⑤保持会阴清洁,预防泌尿系感染。⑥定时翻身按摩受压部位,鼓励深呼吸,预防褥疮及肺部感染。入院第 2 天,患者精神状况较差,外耳道有少许血性液渗出,鼻部无血性液,给予流质饮食,嘱患者严格卧床休息,减少探视。入院后 5 天,外耳道已无血性液体,患者情绪低落,不愿与人交流,头痛、头晕、健忘。遵医嘱拔除尿管,偶有尿床,食欲缺乏,给予半流食物。入院后 6 天,患者偶有烦躁,不太配合治疗,下午 5:30,患者在家人的搀扶下下床大便,突然昏厥,大汗淋漓、抽搐、目睛上吊。将患者抬到床上,呼之不应,双侧瞳孔 5mm,等大、等圆,对光反应迟钝,全身肌张力高。立即给予吸氧,复方氯化钠液快速静滴,心电监护,紧急抢救处理。血压 80/50mmHg,呼吸 23 次/分,脉搏 104 次/分。对症处理 30 分钟后,患者意识逐渐清醒,对答切题,但语音微弱，双侧瞳孔等大、等圆 3mm，对光反射灵敏，右耳流出血性液体，继续监护及观察。住院 28 天后，病情好转出院。

1.2 病例关键点

患者入院后，食欲缺乏，精神萎靡，嗜睡，头痛、头晕，语音无力，与之交谈不愿回答，注意力不集中，偶有尿床，大便未解。用番泻叶冲茶饮，效果欠佳。营养状况较差，有烦躁现象。住院第 6 天下午强烈要求下床大便，家属没有告知医务人员就一人搀扶下床，用力大便。大便后患者突然目睛上吊、抽搐、意识丧失，家属紧急呼救，经医生护士全力抢救，患者病情渐趋稳定，转危为安。

2 提出问题

（1）颅脑损伤合并脑脊液耳鼻漏的临床表现与观察要点有哪些？

（2）颅脑损伤合并脑脊液耳鼻漏的常见合并症及护理要点有哪些？

3 问题解答与辨证解析

颅骨可分为脑颅和面颅两部分。脑颅位于颅的后上部，由 8 块颅骨组成，即额骨、筛骨、蝶骨、枕骨各 1 块，顶骨、颞骨各 2 块。它们共同围成颅腔，容纳并保护脑。颅骨上部为头盖骨，形似圆屋顶。下半部为颅底，骨板厚薄不均，高低不平，有突起和凹陷，与脑的形态相适应，其中有许多沟、管、裂、孔，一般有血管或神经通过。这些部位坚固性较差，当暴力传至颅底时容易发生骨折。骨折时，除出现相应的神经症状外，还常伴有口、鼻、耳出血或眶内出现瘀斑。骨折通过鼻旁窦、中耳、内耳、乳突等，可发生脑脊液漏。为了预防颅内感染，颅脑损伤合并脑脊液漏的患者可大量应用抗生素及糖皮质激素，但会影响患者的消化功能，加上患者本身有胃炎病史、卧床限制活动，因此食欲差，营养不良。其他表现包括：①机体消耗较大，体质虚弱，易发生直立性低血压，突然下床等体位改变导致脑部血流量相对减少。②用力大便后，腹压突然降低，腹部血流量增加，使脑缺血缺氧的症状加重，造成患者晕厥。③患者抽搐、肌张力高、脑压增高，使初愈合的脑膜再次破裂，患侧再次耳漏。

3.1 观察及护理要点

密切观察患者意识、瞳孔、生命体征及肢体活动情况，发现颅内压增高征象（剧烈头痛、喷射状呕吐、进行性意识障碍等）时，及时告知医生处理。合理放置体位，如无血容量不足，应取头高脚低位（床头抬高 15°～30°），以利于静脉回流并预防脑水肿。昏迷患者应取侧卧位，便于呼吸道分泌物排出。并发症预防及护理：保持呼吸道通畅，预防肺部感染；高热时应及时处理，可给予物理降温；昏迷、禁食患者，每日口腔护理 2 次，防止口腔溃疡；做好皮肤护理，防止发生褥疮。脑脊液鼻漏和耳漏者，禁忌填塞鼻孔和耳道，可采取头高位或漏侧侧卧位以免漏出的脑脊液逆流入颅腔,造成颅内感染。对于烦躁、有精神神经症状的患者,应采取防护措施,保证患者安全。加强营养,保持大便通畅,防止便秘。对家属进行防晕倒或跌倒知识的宣教。

3.2 颅脑损伤合并脑脊液漏常见并发症及预防要点

3.2.1 颅内感染

颅脑损伤合并脑脊液漏时,颅脑通过鼻腔、耳道与外界相通,如不能保持通道畅通,漏液堵塞或用污染的手抠摸,极易造成颅内感染。如患者未发生休克,可使头部抬高30°~60°,借助体位的重力使脑组织移向颅底并贴附在硬脑膜漏孔区,从而减少漏液或促进自行封闭而愈合。保持头面部尤其是鼻腔与外耳清洁、引流通畅,严禁用纱条、棉球填塞。耳、鼻部有血迹或污垢可用生理盐水棉球轻轻擦拭,或用无菌棉球吸附渗出液。棉球浸湿后要及时更换,切忌冲洗,以防引起颅内逆行感染。避免连续或用力咳嗽、喷嚏与擤鼻涕等动作加重漏液流出。保持大便通畅,以避免用力排便使颅内压增高,空气逸入颅内引起外伤性气脑。脑脊液漏大多在1周内停止,耳漏自愈的可能性较大,鼻漏持续时间较长。对于超过1个月仍不能自愈或反复漏液的患者,在控制炎症后可进行硬膜裂口修补手术。

3.2.2 颅内继发出血

颅脑损伤后应密切观察、记录患者神志、瞳孔、生命体征的变化。伤后3天内每日静脉输液1500~2000mL,输液量不宜过多、过快,以免加重脑水肿与肺水肿,脱水剂应快速输入。如果发现患者意识障碍加重、一侧瞳孔散大>5mm、对光反应迟钝、血压高、呼吸深慢,应怀疑颅内继发出血,并立即告知医生及时处理。

3.2.3 应急性消化道溃疡

颅脑损伤常导致机体代谢紊乱,加上激素和抗生素的应用,易出现应急性胃溃疡。在患者意识清醒、无恶心、呕吐时,应鼓励患者少量多餐进食,最好在伤后24~72小时。昏迷患者可给予鼻饲饮食。遵医嘱正确使用预防胃溃疡的药物,呕吐患者应注意观察呕吐物的颜色、性质及量,以及大便颜色,如颜色暗或发红,应及时通知医生,必要时可急查大便潜血试验及血常规。

3.2.4 腹胀便秘

颅脑损伤患者多伴有腹胀、便秘,常引起患者烦躁、食欲差,用力排便时导致颅内压增高。出现腹胀、便秘的患者可采取腹部环形按摩或胃肠减压;能进食者可指导其多食高纤维素的蔬菜或水果。便秘时,可给予泻剂、润肠剂,如麻油、果导片、番泻叶泡茶或腹部配合按摩;或用10%甘露醇100~200mL,分次口服或鼻饲,酌情灌肠。必要时可戴手套掏出干结的大便块。

3.2.5 营养不良

颅脑损伤常出现中枢性发热,易导致

代谢紊乱、消耗增加、摄入不足。轻型与中型颅脑损伤患者伤后12小时病情未加重,可酌情进食,宜少量多餐,以高热量、高蛋白、高维生素、易消化饮食为主。重型颅脑损伤、意识障碍的患者一般禁食2~3天,必要时可静脉输入营养药剂。早期应鼻饲流质饮食。

3.2.6 创伤性精神障碍

颅脑损伤可表现为创伤性精神障碍,如忧虑、悲观,甚至性格改变。护士应关心患者,给予精神安慰。多和患者沟通,解除其心理顾虑,避免其他不良刺激。伤情稳定后,可鼓励患者早期活动,以利康复,争取早日回归社会。

4 知识要点

(1)颅脑的解剖结构特点。

(2)颅脑损伤合并脑脊液漏的临床表现。

(3)颅脑损伤合并脑脊液漏的观察、护理要点。

(4)颅脑损伤合并脑脊液漏常见并发症的预防及护理。

5 总结

颅脑损伤合并脑脊液漏的患者病情严重且变化较快。其临床表现包括意识障碍、昏迷或头痛、头晕、腹胀、便秘。体位改变(如下床或猛然坐起)容易造成昏厥,甚至摔伤。要注意观察患者的临床症状,及时采取有效的护理措施以防止不良后果的发生。对合并颅内感染、颅内继发出血、应急性消化道溃疡、营养不良、腹胀、便秘、情绪异常等患者,要密切观察病情变化,及时评估患者跌倒风险。做好患者及家属宣教,不配合者应加强看护,并落实到位,以避免或减少晕倒的发生。

脑挫裂伤(坠床病例)

1 典型病例

1.1 病例简介

患者,男,31岁,以"高处坠落致头部损伤、昏迷1小时"为代诉入院。患者既往无特殊病史,入院时呈昏迷状态,双侧瞳孔不等大,对光反射迟钝,左侧瞳孔直径为5mm,右侧瞳孔直径为4mm,四肢肌张力高。体温37.8℃,脉搏112次/分,呼吸频率26次/分,血压135/90mmHg。CT显示颅骨骨折、脑挫裂伤。入院后完善相关检查,给予心电监护、脱水降颅压、激素等对症治疗,并告知病危。护理要点:①抬高床头15°~30°,以降低颅内压。②暂禁食水,留陪护2人,加强看护,床边加护栏,以防坠床。③床边备气管切开包及吸痰装置,保持呼吸道通畅。持续吸氧1~3L/min。密切观察患者的神志、瞳孔、体温、脉搏、呼吸、血压、血氧饱和度变化,并按照医嘱和病情做好记录。④定时翻身叩背,预防肺部感染。⑤保持会阴清洁,每日2次消毒尿道口，尿管每3～4小时开放一次，应用甘露醇或呋塞米后半小时放尿1次，预防泌尿系感染。⑥定时翻身按摩受压部位，预防褥疮的发生。入院后第3天夜间，患者较为烦躁，给予鼻腔内及口腔内吸痰，痰液不多，遵照医嘱给予鲁米钠0.1g肌内注射，躁动有所缓解。凌晨2点，患者躁动不安意外坠床。护士到现场后立即将患者抬于床上，检测脉搏108次/分，呼吸频率26次/分，血压140/95mmHg。氧气吸入3～5L/min，保持呼吸道通畅，持续心电监护，立即通知医生并全面体检，头部CT检查显示颅骨骨折和脑挫裂伤。积极治疗2周后，生命体征平稳，意识转清醒，烦躁消失。

1.2 病例关键点

该患者颅骨骨折合并脑挫裂伤，出现意识不清躁动时，在排除患者呼吸道不畅等镇静药应用禁忌证后，给予鲁米钠0.1g肌内注射后，躁动减轻。因陪护多日24小时看护，致身心疲乏，并将床边护栏去除，趴在床边休息，导致患者意外坠床。

2 提出问题

（1）脑挫裂伤躁动的患者如何护理？

（2）脑挫裂伤患者其他并发症有哪些？

3 问题解答与辨证解析

脑位于颅腔内，脑组织为有一定弹性的脆弱团状物质，如豆腐状。大脑包括两半球，与中脑相续的为脑桥，脑桥以下为延髓。延髓内有呼吸、心搏、血管运动等生命中枢，这些中枢的损伤可使呼吸、心搏紊乱或停止。间脑是内分泌和自主神经的皮质下中枢，对糖代谢、体温都有调节作用。大脑主管全身运动感觉和高级神经活动，如精神、思维、记忆、联想、语言、书写等。脑组织的血液循环丰富，脑挫裂伤时，脑实质受到损害，受伤后会立即出现意识障碍。昏迷的程度与持续时间、损伤程度和范围相关。脑挫裂伤的临床表现包括：①脑水肿及颅内压增高，由于颅腔容积有限，脑血流量降低引起脑缺氧，脑缺氧又进一步加重脑水肿和脑缺氧，从而形成恶性循环。②生命体征紊乱，表现为呼吸节律紊乱，心率及血压明显波动，体温升高，甚至危及患者的生命。③咳嗽反射减弱或消失，不能自主进食，二便不能自解，自主神经功能紊乱等。

3.1 脑挫裂伤躁动患者的护理

①避免引起躁动的因素，如呼吸不畅、缺氧、膀胱充盈、冷热刺激、饥饿、便秘等，寻找并处理引起躁动的原因。②评估患者坠床的风险因素，建立坠床预防措施记录单，有条件者选择重症监护病房，床边挂“防坠床”的警示牌。③昏迷患者常规使用床栏，并由专人看护。④烦躁较严重且有坠床风险的患者可用约束带，但应征得患者家属的同意及配合。可使用肩部约束带和膝部约束带，约束带下垫棉垫，松紧适度并定时调整，注意观察和记录约束带下皮肤情况，病情缓解后及时解

除约束带。

3.2 脑挫裂伤患者常见并发症及预防要点

3.2.1 窒息

颅脑损伤患者多出现意识障碍,正常咳嗽反射和吞咽功能减弱或消失,呼吸道分泌物不能有效排出,易出现血液、脑脊液、呕吐物误吸、舌根后坠等情况,从而造成窒息。及时清除口咽部血块、呕吐物和分泌物。患者头侧向一边,必要时可准备口咽通气管、床旁备气管切开包及吸痰装置。

3.2.2 颅内压增高与脑疝

脑水肿和颅内血肿常引起颅内压增高或脑疝。颅内压增高的 3 个主要表现包括意识障碍、瞳孔改变和喷射性呕吐。①密切观察意识障碍的程度有无加重。②观察生命体征的变化,先测呼吸,再测脉搏,最后测血压;注意呼吸、脉搏、血压和脉压的变化,及时判断颅内压是否增高。③密切观察瞳孔大小、形态、对光反射、眼裂大小、眼球位置及活动情况,注意两侧对比。④如果神经系统症状逐渐出现或进行性加重,则多为继发性脑损伤,应及时采取有效措施。

4 知识要点

(1)脑挫裂伤的临床表现。

(2)颅内血肿的临床表现。

(3)脑挫裂伤患者的处理原则。

(4)脑挫裂伤躁动患者的护理要点。

(5)脑挫裂伤常见并发症及预防要点。

5 总结

脑挫裂伤是指脑膜、脑组织、脑血管及脑神经的挫伤。其特点包括伤后立即出现短暂或长时间的意识障碍。伤后一段时间内可出现脑水肿或颅内血肿、颅内压升高,甚至脑疝、生命体征紊乱、呼吸不畅、体温升高、缺氧等。颅内压升高可能引起患者躁动,应寻找并解除引起躁动的原因。加强巡视,护栏保护,护理措施要得当。做好家属的健康教育,加强看护,有条件者可选择重症病房,有效避免坠床的发生。

肋骨骨折(血气胸病例)

1 典型病例

1.1 病例简介

患者,男,42 岁,因“车祸致左胸部疼痛、呼吸时加重 3 小时”为主诉入院。既往无特殊病史。患者神志清,表情痛苦。左侧第 4 ~ 7 肋压痛明显,左侧肋间隙饱满,呼吸运动轻度受限。体格检查:体温 37.1℃,脉搏 92 次/分,呼吸频率 24 次/分,血压 130/80mmHg。胸部 X 线片及 CT 显示左侧第 5 ~ 7 肋连续性中断,左侧胸腔少量积气，肋膈角消失，纵隔未见明显偏移。给予弹性胸带固定，胸腔闭式引流，首次引出血性液约 300mL。术后患者一般情况良好。护理要点：①半坐卧位。②给予清淡、易消化饮食。③戒烟戒酒。④稳妥放置引流瓶，床边备两把环钳，告知患者及家属注意事项及意外脱管的自救措施。⑤密切观察引流液的量、颜色、性质及长玻璃管中水柱随呼吸上、下波动的情况。术后第 3 天，患者家属不慎踢倒引流瓶，瓶身倾斜，瓶口活塞松动，液面下水柱露出水面，家属迅速用环钳夹闭引流管并紧急呼救。医护人员赶到后检查听诊呼吸较前有无改变，更换引流瓶并安慰患者及家属。术后第 7 天，引流管内无气体溢出，引流液颜色变浅，24 小时约 30mL，X 线片或 CT 显示肺膨胀良好，患者无特殊不适，予以拔除引流管。拔管后密切观察 24 小时，无胸闷、呼吸困难、伤口无漏气、渗液。术后第 10 天，患者要求出院，告知 1 个月后方可下床活动，注意休息，适当锻炼，避免感冒、加强营养等。

1.2 病例关键点

胸腔闭式引流术后第 3 天，家属不慎踢翻引流瓶，导致引流管的密闭性遭到破坏。但由于事先教会了患者及家属脱管后的自救措施，现场处理、呼救及时，医护人员赶到后及时处理，未造成严重后果。

2 提出问题

（1）肋骨骨折并发血气胸的原因及护理要点有哪些？

（2）肋骨骨折易出现的其他合并症有哪些？护士如何做好预防？

3 问题解答与辨证解析

肋骨骨折最常见的合并症是血气胸。胸廓由 12 个胸椎、12 对肋骨和 1 个胸骨共同构成，对胸腔内心、肺等重要器官起保护作用，并且与呼吸功能密切相关。肺与胸廓之间有一个潜在的密闭的腔隙，为胸膜腔。其内有少量浆液，没有气体，并始终为负压，平静呼气末为 -5mmHg 至 -3mmHg，吸气末为 -10mmHg 至 -5mmHg。浆液有润滑作用，其内聚力使两层胸膜互相黏附在一起，使肺随胸廓的运动而运动。胸膜腔的密闭性和浆液分子的内聚力对于维持肺的扩张状态和肺通气具有重要意义。肋骨骨折时，断端容易刺破胸膜壁层和肺组织，使胸膜腔的密闭性遭到破坏，导致胸膜腔积血、积气，称为血气胸。少量血气胸症状不明显。但胸膜腔大量积血积气，可造成呼吸急促、肋间隙饱满、气管向健侧移位、呼吸音减弱或消失、低血容量性休克等症状。严重时可危及患者的生命，需要紧急处理。

3.1 肋骨骨折并发血气胸的原因及护理要点

肋骨骨折时，骨断端极易在骨折的瞬间刺破肺脏、大血管或胸壁血管，引起血气胸。护理要点：①卧位护理，绝对卧床，半坐卧位，告知患者不可随意翻身，以免骨折端刺破肺脏。多根肋骨骨折应绝对卧床 40 天以后方可下床。②观察病情变化，如血压、脉搏和呼吸频率、深浅变化，有无反常呼吸及胸部疼痛情况。通过血压变化可以判断有无内出血、血痰、皮下气肿等。③保持呼吸道通畅：及时吸痰，必要时进行气管切开，并做好呼吸道护理，包括吸痰和气道湿化、戒烟。鼓励患者有效咳嗽，手捂痛处，以减轻疼痛。④外固定护理：观察外固定有无脱落，有无过敏现象；弹力带固定者注意松紧度。骨牵引者保持有效牵引，预防针眼感染。⑤胸腔闭式引流的护理：A. 保持管道密闭，随时检查是否密闭，有无脱落。水封瓶长管必须没入水中 3 ~ 4cm 并保持直立。用油纱布严密包盖引流管周围。搬运患者或更换引流瓶时，双重夹管，严防空气进入胸腔。B. 严格无菌操作，防止逆行感染。保持引流装置无菌，每天更换引流瓶，更换时严格无菌操作。保持引流口处敷料清洁、干燥，一旦渗湿及时换药。引流瓶应低于胸壁引流口平面 60 ~ 100cm，防止液体逆流进入胸腔。C. 保持引流通畅。半坐位，或根据医嘱依靠重力引流。定时挤压引流管，防止堵塞、扭曲和受压。鼓励咳嗽和深呼吸，便于气体和液体排出，促进肺扩张。D. 观察长玻璃管中水柱随呼吸上下波动的情况，通常范围在 4 ~ 6cm。若波动过大，可能提示存在肺不张；若无波动，提示引流管不通畅或肺已完全扩张；若患者气粗、胸闷、气管向健侧偏移等，提示引流管堵塞，可捏挤或用负压抽吸短玻璃管，仍不能通畅时及时通知医生处理。观察并记录引流液的颜色、性质和量。若每小时引流量超过 200mL 并持续 3 小时以上，引流出的血液很快凝固，说明有活动性出血的可能，应积极做好开胸手术准备。E. 拔管护理：置管引流 48 ~ 72 小时后，无气体溢出、引流液颜色变浅、24 小时少于 50mL、X 线片显示肺膨胀良好、患者无呼吸困难或气促时，可考虑拔管。拔管后 24 小时内应密切观察患者是否有胸闷、呼吸困难、发绀、切口漏气、渗液、出血和皮下气肿等，发现异常及时通知医生处理。

3.2 肋骨骨折易出现的其他合并症及护理要点

3.2.1 反常呼吸

多处骨折尤其是前侧的肋骨骨折时，因折断肋骨的前后端失去支持，导致胸廓的完整性遭到破坏，局部胸壁软化，从而出现反常呼吸运动，又称为连枷胸。表现为吸气时软化区胸壁内陷，呼气时外凸。严重时可导致纵隔左右扑动，影响换气和静脉回流，导致缺氧和二氧化碳潴留，严重者可发生呼吸和循环衰竭。需要迅速纠正反常呼吸。①胸壁压迫固定法：适用于范围较小的软化胸壁或临时固定以转运患者。将敷料、沙袋等置于胸壁软化区，适当加压包扎固定，以减轻或纠正反常浮动范围。②牵引固定法：适用于大部分连枷胸的治疗和固定。在浮动胸壁中央部位用无菌布巾钳夹住 1 ~ 2 根游离肋骨，然后连接牵引架牵引 1 ~ 2 周，牵引重量通常为2～3kg。③切开复位内固定法：适用于重度反常呼吸或合并胸内脏器损伤的患者。

3.2.2 压疮

该病需要绝对卧床休息且不能翻身，因此，极易引起压疮。应保持床铺干燥、平整，用50%的红花酒按摩骶尾部，卧气垫床，交替换气，骶尾部垫棉垫。保持皮肤清洁、干燥，1～2小时更换一次。正确放置便器，勿强行拖拉，以免便器损伤臀部。

3.2.3 肺部感染

疼痛、血气胸及胸腔闭式引流等，容易导致肺部感染。可根据医嘱合理应用抗生素，及时吸痰，鼓励患者有效咳嗽，并采用缩唇式呼吸（吸气至腹部，呼吸时从腹部慢慢向外吐出），每日2～5次，每次15～30分钟。定时雾化吸入，必要时可进行肺部叩击，并保持引流装置无菌和密闭等。手术固定后鼓励患者坐起，抚胸拍背。病情稳定后鼓励患者做扩胸运动、吹气球等，以便于肺部扩张、消除无效腔等。

4 知识要点

（1）胸廓的解剖结构特点。

（2）胸膜腔负压的生理和病理意义。

（3）肋骨骨折的概念及处理方法。

（4）气血胸的概念。

（5）气胸的分类及现场急救措施。

（6）胸腔闭式引流的置管位置及护理要点。

（7）什么是反常呼吸？如何处理？

（8）肋骨骨折常见的其他并发症及预防措施。

5 总结

肋骨骨折常合并血气胸，影响呼吸及循环功能，甚至危及生命。保持有效的胸腔闭式引流是治疗血气胸的重要方法。如果血气胸护理不当，可能造成引流失效、胸腔感染，甚至开放性气胸，可瞬间致死。护理上应严格无菌操作、密切观察引流的量、颜色及通畅情况，妥善固定引流管，稳妥放置引流瓶，保持引流管的密闭性。教会患者及家属脱管后的自救措施，避免严重后果的发生。压疮、肺部感染等常见合并症，可通过预见性护理进行预防。

骨盆骨折（尿道损伤伴尿管脱落病例）

1 典型病例

1.1 病例简介

患者，男，45岁，以“车祸致骨盆部畸形、双下肢活动受限、尿道口有血流出2个月余”为主诉入院。伤后“120”接诊到当地医院治疗，留置导尿时尿道口有血流出。用18号尿管缓慢插入尿道口时存在阻塞感,但见尿液流出,因此行重症监护、输液输血、吸氧等。转入我科时患者神志清,心率88次/分,呼吸22次/分,血压120/80mmHg,骨盆部畸形,双下肢活动受限,留置尿管通畅,尿色深黄。临床诊断为骨盆骨折和尿道损伤。入院后:①协助各项术前检查。②做好健康宣教。③留置尿管并进行观察及护理。④预防压疮。⑤指导功能锻炼。入院第3天,拟行骨盆骨折切开复位内固定术,7:00例行术前准备时发现尿管脱落,当班护士重置尿管,2次均未成功。考虑到患者尿道损伤,拟在全身麻醉下进行骨盆骨折切开复位内固定和尿道损伤探查会师术。全身麻醉后,患者完全放松,尿管顺利插入,仅出现少许血尿,患者及家属较为满意。

1.2 病例关键点

骨盆骨折合并尿道损伤的患者成功留置尿管非常重要。如果护士缺乏置管经验,可造成尿道损伤进一步加重,甚至增加手术风险。该患者尿道损伤较轻,尿道黏膜有挫伤或部分断裂等。这种情况应保留尿管2~4周,尿道损伤可自行愈合。该患者在留置尿管期间因尿管被血块堵塞,用大注射器抽取生理盐水,并用较粗的针头冲洗,但针头正好扎在注入水囊的管路上,造成水囊里的生理盐水缓慢外渗,水囊失去了在尿道内口固定的作用,造成脱落。再次插管困难,从而给患者造成了痛苦,增加尿道黏膜损伤的风险。最后,在全身麻醉下顺利导入尿管,避免了更严重的后果。

2 提出问题

(1)尿道损伤的临床表现是什么?

(2)骨盆骨折尿道损伤的护理要点有哪些?

(3)骨盆骨折常见并发症的观察及护理要点有哪些?

3 问题解答与辨证解析

骨盆是由骶骨、尾骨和两侧髋骨连接而成的坚强骨环,呈漏斗状。它是躯干与下肢连接的桥梁,有承上启下、保护盆腔脏器和传递重力的功能。骨盆诸骨均为松质骨,骨折后出血量常在2000mL以上,易形成巨大血肿,多合并创伤性休克。临床表现除腹痛、腹胀、有便意和下坠感、髂窝、腹股沟饱满、瘀斑、腹肌紧张等腹膜刺激症状外,还表现为面色苍白、皮肤湿冷、脉细数、血压低等不同程度的休克征象。尿道损伤是骨盆前环骨折常见的并发症,占骨盆骨折的10%~20%,多见于男性,多由耻骨支骨折或耻骨联合分离(尤其骑跨伤时)造成,其损伤部位多见于尿道球部及膜部。尿道损伤后,初次导尿需要慎重,如能顺利插入,不可轻易拔除,并根据尿道损伤情况确定保留时间。

3.1 尿道损伤的临床表现

尿道口滴血、排尿困难及尿潴留。少

腹膨隆，会阴部瘀血、肿胀、疼痛、不能自动排尿、尿道口有血迹。尿道断裂时，肛诊可触及浮动上移的前列腺尖部，壁周有柔软的血肿及压痛。当症状不典型，诊断存在困难时，应尽早插入导尿管。如果导尿管尚能插入，但稍有阻塞感，提示尿道仅有挫伤或较小破裂。如果尿道完全断裂或大部分断裂，则常导致插导尿管失败。

3.2 骨盆骨折合并尿道损伤的护理要点

①观察排尿情况，注意有无排尿困难、血尿或尿道口出血、排尿疼痛等。观察下腹部及腹股沟、会阴部皮下瘀血肿胀情况。若有尿潴留而无法导尿，则应考虑尿道损伤。如果不排尿时尿道外口也滴血，则可能是前尿道损伤。后尿道损伤出血多见于排尿时，排尿前后可有少量滴血。对疑似合并膀胱损伤患者，应禁止自行排尿，以免加重尿液外渗。对腹部膨隆、排尿困难的尿潴留患者，一般不立即插入导尿管，可先进行耻骨上膀胱穿刺术抽吸尿液。②症状不典型、诊断困难的患者可尝试插尿管，成功后可保留尿管2~3周，以确保损伤处修复愈合，期间不可更换尿管，以防再插失败或加重损伤。对于不能插入导尿管的患者，可进行耻骨上膀胱造瘘。尿流改道2周后，如能恢复排尿，可拔除造瘘管，定期扩张尿道；若尿道狭窄，插入16号金属探子受阻，应在半年后做二期尿道扩张术。③对于尿道大部分或完全断裂且尝试插导尿管失败的患者，则不可反复强行再插入，应进行耻骨上膀胱造瘘及尿道会师术。术后留置尿管2~3周，待尿道愈合后拔除导尿管。由于断裂处瘢痕收缩，易形成尿道狭窄，需要定期进行尿道扩张术。

3.3 骨盆骨折常见并发症的观察与护理要点

3.3.1 出血性休克

①尽量减少搬动，如需搬动时，应由3~4个人将患者置于平板担架上，动作应平缓，以免增加出血和加重休克风险。②建立两条以上静脉通道补液，及时给予面罩吸氧，改善缺氧症状。③加强生命体征、中心静脉压及尿量的观察。④观察全身情况，包括生命体征、意识状态、尿量、皮肤黏膜、甲床毛细血管回流时间、皮肤弹性等，必要时监测中心静脉压、血红蛋白、红细胞计数及血细胞比容等各项指标，以确定是否休克及严重程度。⑤合并髂内、外动脉或股动脉损伤的患者可引起盆腔内更严重出血，甚至因失血过多而死亡，此时应迅速高流量给氧，快速补液输血，并通过提高室温或用棉被和毛毯保暖，切忌使用热水袋，以免增加微循环耗氧。⑥及时采集标本，以确保化验标本结果的准确性。

3.3.2 腹膜后血肿

观察有无腹痛、腹胀、呕吐、肠鸣音情况，有无腹膜刺激征，定时测量腹围，以判断是否合并有腹膜后血肿、腹腔脏器损伤及膀胱损伤。骨折出血沿腹膜后疏松结缔间隙蔓延到肾区或膈下形成腹膜后血肿,不仅造成失血性休克,还可引起麻痹性肠梗阻。患者出现腹胀、腹痛等症状,多为腹腔内血肿刺激引起肠麻痹或神经紊乱所致,应给予禁食、肛管排气、胃肠减压等措施来缓解症状,同时还应密切观察病情变化。

3.3.3 膀胱、尿道损伤

①观察患者有无血尿、排尿困难或少尿、无尿,以判断其膀胱、尿道损伤情况。如果膀胱颈部或后壁破裂,尿液流入腹膜腔,会有明显的腹膜刺激征,导尿时无尿液流出。如果尿道断裂,患者常表现为尿道出血、排尿障碍、疼痛等。②管路的护理:妥善固定导尿管,预防脱落。导尿管及尿袋应低于身体,每日更换尿袋,防止感染;保持尿管引流通畅,每日用500mL生理盐水冲洗膀胱1~2次,预防血块及分泌物堵塞尿管;鼓励患者多饮水,以利于尿液的排出。尿道不完全撕裂时,留置导尿管2周以上并妥善固定。对于行膀胱造口的患者,需要保持引流管通畅,防止扭曲或折叠。造口管一般留置2~4周,拔管前先夹管,观察能否自行排尿,如排尿困难或切口处有漏尿,则延期拔管。③会阴部的护理:保持会阴部的清洁卫生,每日用温水擦洗会阴部,并用碘伏棉球消毒尿道外口,每日2次;对于会阴部软组织开放性损伤的患者,分泌物多时可用过氧化氢溶液(双氧水)冲洗擦干,并及时更换敷料。

3.3.4 直肠肛门损伤

检查肛门有无疼痛、触痛、出血,必要时可进行肛门指诊,以确定直肠损伤的部位。护理要点:严格禁食,并遵医嘱应用抗生素预防感染。如果进行结肠造瘘术,应保持造口周围皮肤清洁干燥,并观察有无局部感染征象。

3.3.5 神经损伤

注意有无会阴区及下肢感觉运动障碍,判断有无腰骶和坐骨神经损伤。护理要点:①早期鼓励并指导患者进行肌肉锻炼,定时按摩、物理治疗,以促进局部血液循环,防止失用性肌萎缩。②足下垂者可穿丁字鞋或应用衬垫支撑,以保持踝关节功能位,防止跟腱挛缩畸形。③辅以神经营养药物,以促进神经恢复。

3.3.6 压疮

骨盆骨折治疗期间为防止骨折移位,需要采取平卧位,且不能随意搬动或更换体位。局部皮肤长时间受压,可导致压疮的发生。护理要点:应用气垫床,保持床铺平整、干燥、无碎屑,骨隆突处垫软物,间断缓解局部受压。

3.3.7 关节强直和肌肉萎缩

入院后即可指导患者股四头肌舒缩,指推髌骨,踝关节背伸屈曲,应用气压泵以促进肢体血液循环。骨折复位固定后,在医生指导下早期进行双下肢抬高及屈髋屈膝锻炼。

4 知识要点

(1)骨盆骨折的解剖特点。
(2)骨盆骨折的分类。
(3)骨盆骨折的临床表现。
(4)骨盆骨折的处理原则。
(5)骨盆骨折的护理要点。
(6)骨盆骨折常见并发症的护理要点。

5 总结

骨盆骨折合并尿道损伤患者首次导尿成功后,根据损伤程度决定留置尿管时间,同时做好病情的观察及护理,避免操作不当或观察及护理经验不足加重尿道损伤,甚至导致二次手术风险。护理上应严格无菌操作,密切观察尿液的量、色及通畅情况,妥善固定尿管。注意膀胱冲洗时针头扎入的位置;保持尿管及会阴部的清洁;教会患者正确抬臀,防止牵拉尿管。

颈椎骨折(损伤加重病例)

1 典型病例

1.1 病例简介

患者,女,49岁,以"紧急刹车致头颈部、头面部皮破血出2小时"为主诉急诊入院。当时神志清,右侧额部外伤,右眼角处有鲜血流出,瞳孔无法查看。患者疑似颈部损伤,立即应用颈托保护。但患者因着急小便自行取下颈托,在医务人员没有注意的情况下到路边小便,小便后起身系裤子时,双上肢猛然感到过电样的麻感,颈部疼痛剧烈,紧急呼救。"120"医务人员立即给予颈托固定、平卧,紧急送入我院。患者既往无特殊病史。入院时生命体征平稳,表情痛苦,右侧额部轻度肿胀,右眼眶严重瘀血,右眼无法睁开,右眼角处有干燥血迹,左侧瞳孔直径为3mm,对光反射灵敏。颈部活动受限、疼痛,双上肢活动及血液循环良好,双上肢麻木,痛觉过敏,双下肢感觉、运动良好。入院时诊断:①脑震荡。②颈椎骨折?③颈髓损伤?④多发软组织损伤。MRI检查显示:颈5、6椎体无移位骨折,颈4~6椎体节段脊髓损伤。治疗上给予头面部清创缝合。护理要点:①严格卧床休息。告知患者及家属颈椎骨折不能随意搬动、下床,如体位不当,可使脊髓受压,导致患者瘫痪。搬动须在医务人员的指导下进行,一人固定颈肩部,另两人分别托肩部腰部、臀部、腿部,平托平放。②牵引:枕颌带牵引重量为3kg,在患者颈后横放一条形卷巾,使颈椎保持正常的前凸位。头两侧用两只沙袋固定,防止头部左右晃动。护士每班检查牵引的体位、重量是否正确、牵引绳的松紧、是否在轴线上。了解患者四肢感觉、运动功能和反射情况,有无胸闷、吞咽困难、食欲差、大便干结、小便不利等情况,如有异常应及时告知医生处理。③密切观察患者的生命体征及双上肢的感觉、运动变化情况。④消除患者及家属的恐惧心理，鼓励患者配合治疗。⑤给予清淡、易消化饮食，保持大便通畅。⑥做好皮肤护理，预防枕后和骶尾部压伤，鼓励患者床上主动功能锻炼。经牵引及药物等治疗后，双上肢麻木感渐消失、痛觉过敏减轻，4 周后在颈托固定下可下床活动，60 天好转出院。

1.2 病例关键点

急性头颈部撞击伤患者有 2%~5% 合并有颈部损伤，因此在未排除颈椎及颈段脊髓损伤前，颈部应绝对制动。搬运时颈部与躯干长轴要保持一致。院前急救时做好宣教，强调头颈部制动的重要性。该患者在院前急救时，因多名患者待处理，医护人员未详细告知颈部制动的重要性，患者私自去除固定后活动不当，造成损伤进一步加重。

2 提出问题

(1)颈椎骨折的临床表现有哪些？颈椎颈髓损伤的急救搬运方法有哪些？

(2)颈髓损伤易出现哪些合并症？护士如何护理？

3 问题解答与辨证解析

颈椎分为上颈椎和下颈椎。上颈椎包括寰椎、枢椎。寰椎呈不规则状，遭受暴力易引起骨折脱位。下颈椎处由于椎间孔比较狭窄，骨折时易使脊神经受到挤压。脊神经从脊髓发出，当椎体损伤影响到椎间孔时，脊神经受压，出现支配区域的运动和(或)感觉障碍。脊神经自椎间孔穿出后，在椎管外又结合形成颈丛神经和臂丛神经。颈丛神经支配头枕部及颈前后部、胸肩部的皮肤感觉，以及膈肌的运动。臂丛神经支配上肢、上胸部、上背部、肩胛等处的皮肤和肌肉的感觉和运动。颈部损伤后，如扭动颈部或搬运不当，可造成损伤进一步加重。有 1/4 的脊髓损伤患者因现场救助不当病情加重，一部分患者因此造成难以恢复的终身残疾。

3.1 颈椎骨折的临床表现及急救搬运方法

颈部损伤后，患者自觉头颈如折断似的不稳，不敢坐起或站立，习惯用双手托住头部。颈痛、局部压痛、颈肌痉挛、颈部活动受限，被迫体位。如合并脊髓损伤，则有脊髓损伤后的一系列临床表现，如肢体感觉、运动异常、各种反射异常等。上颈椎骨折合并脊神经损伤时病情急而危重，死亡率极高，X 线片或 CT 可能显示颈椎骨折或脱位，MRI 可显示颈髓损伤程度。现场急救时，如怀疑颈部损伤须戴上颈托。如果条件不允许，应让患者平躺，头部两边用沙袋或类似物体固定，以防止头部左右摆动。同时禁止患者自己坐起或站立，必须注意头颈部制动。搬运患者或协助其翻身时，须在医务人员的指导下保持头、颈、躯干在同一平面上，以维持颈部相对稳定。由一人固定颈肩部，另两人分别托住肩部和腰部、臀部和腿部，平托平放。或者将头和躯干作为一个整体抬起或滚动到木板或硬板床上妥善固定。

3.2 颈髓损伤易出现的并发症及护理要点

3.2.1 呼吸道阻塞

头部钝性伤或多发性损伤应考虑合并颈椎或胸腰椎损伤。患者须仰卧位制动,如因呕吐不能平卧时,可将患者颈部维持在中立位的情况下侧卧位,并进行有效固定。当呼吸道阻塞时,患者可出现鼾声、无效呼吸、窒息、青紫等临床症状。高位颈脊髓横断(C2~C3)患者可因肋间肌和膈肌麻痹而窒息,而C6以上脊髓损伤患者由于肋间肌麻痹或无力,也可导致呼吸衰竭。处理方法:①用细扁桃体吸管清除口腔上呼吸道分泌物及异物,将头固定在中立位,避免颈椎活动,放置经鼻或口咽部气管导管,立即给氧10L/min。如果患者出现换气不足,应给予呼吸机维持呼吸,测定动脉氧分压以判断通气程度或监测氧饱和度。②如果上述措施仍不能改善患者的肺换气不足、窒息,患者发生昏迷或呼吸抑制时,应进行气管内插管。此外,如果颈部外伤伴有气管破裂,可直接经伤口插管。如果经鼻插管失败,可用纤维支气管镜在直视下插管。③吸除气道分泌物。由于呼吸肌无力不能用力咳嗽,患者可出现进行性呼吸道梗阻,因此应经常吸痰以保持呼吸道通畅。④环甲膜切开术一般较少使用,只有当患者伴有严重颅面部创伤、面部或口腔解剖关系不清或无法进行插管时才采用此方法。

3.2.2 休克或低血压

脊髓损伤后交感神经张力降低或血容量下降,可引起休克或低血压,这时应将患者置于平卧位。如果血容量不足,则应在上肢建立2~3个静脉通道,同时抽取血液标本进行红细胞测定、配血、电解质及肾功能测定,并立即补给晶体液以维持患者血压。在获得全血前应给予2500~3000mL液体。如果出现循环衰竭、心脏停搏,应立即进行心肺复苏术。在抗休克过程中,应观察血压、中心静脉压和尿量变化,合理控制输液速度和补液量,避免输液过多过快导致脊髓水肿或心肺功能衰竭。

3.2.3 继发性脊髓损伤

在现场救治及后续治疗过程中,应重视颈椎的制动,做好有效固定。搬运或翻身时,必须将头部在牵引下维持中立位并妥善固定。牵引时应保持有效牵引。伤后6~8小时应用皮质激素和脱水剂可减轻脊髓继发性损伤。

3.2.4 皮肤压伤

后枕部和尾骶部是主要着力点,也是牵引后易出现皮肤问题的部位。护理要点:注意保持床单平整和清洁;指导并协助患者抬臀,枕后可垫波浪形水枕,定时放松枕颌带牵引,对尾骶部、枕后及下颌皮肤进行按摩,并鼓励患者在床上主动活动四肢。

3.2.5 腹胀、便秘

指导患者清淡饮食，给予易消化、富营养、含粗纤维多的食品，多食新鲜蔬菜、水果，多喝蜂蜜水。顺时针腹部按摩。教会患者叩击四缝及劳宫穴，预防便秘。必要时口服番泻叶、生大黄粉缓泻剂，甚至灌肠。

3.2.6 坠积性肺炎

在专业人员指导下，正确翻身，勤叩击背部；鼓励患者深呼吸及吹气球锻炼；常规雾化吸入。

4 知识要点

(1)颈椎的解剖结构。

(2)颈椎损伤的临床表现。

(3)颈椎损伤的治疗原则。

(4)颈椎损伤的护理要点。

(5)颈髓损伤的功能锻炼。

5 总结

临床上头颈部撞击伤患者多合并颈椎或颈髓损伤，早期诊断不当或在救治搬运过程中未采取恰当制动措施，可能会造成损伤加重。因此，在现场救治及诊断不明的情况下，应按照合并颈部损伤处理。不能使用一人抬腋窝、一人抬下肢的“吊车式”搬运方法，避免多次搬动。应在医护人员指导下进行搬运、翻身和下床行走，避免加重脊髓损伤。搬运后应再次观察评估四肢感觉、运动情况，同时加强对患者及家属的宣教，以引起重视和配合治疗。

胸腰椎骨折（呼吸暂停病例）

1 典型病例

1.1 病例简介

患者，女，54 岁，以“摔伤腰部致局部疼痛、活动受限 3 天”为主诉入院。诊断为 L2 椎体压缩性骨折。既往体健，无特殊疾病史，体胖打鼾。入院时精神差，表情痛苦，腰背部重度疼痛，不能站立，翻身困难，双下肢末梢血液循环、感觉、运动良好，大小便能自解。体温 37.7℃，脉搏 100 次/分，呼吸频率 24 次/分，血压 110/70mmHg。完善各项检查和术前准备，入院第 3 天下午 5 点，在局部麻醉下行经皮穿刺“L2 椎体成形术”。术程顺利，下午 6:30 返回病房，术后给予抗生素、活血化瘀、促进骨折愈合药物。手术当晚 22:00主诉伤口疼痛 7 分，遵医嘱肌内注射曲马多 100mg，23:00 患者出现表情淡漠、呼之不应、呼吸深慢，每分钟 3 ~4 次，口唇发绀。立即给予高流量吸氧，去枕头后仰，并报告医生和麻醉师。心电监测显示血压 85/55mmHg，SPO_2 73%，麻醉师给予插管后，简易呼吸器辅助呼吸。10分钟后患者神志转清，口唇发绀有所缓解，呼吸频率10～12次/分，血压105/70mmHg，SPO_2 93%～95%，转入ICU继续观察治疗。次日下午病情稳定后转回病房，护理要点：①心理疏导，消除患者恐惧心理，使其积极配合治疗。②密切观察病情和生命体征变化，尤其是呼吸情况。③体位护理，患者睡眠时保持头后仰并偏向一侧，以利于呼吸，告知家属夜间患者熟睡后如果打鼾严重，应及时叫醒患者，避免呼吸暂停。④饮食调护，以清淡、易消化为主，避免油腻厚味食品。⑤早期正确指导腰背肌和全身功能锻炼。⑥做好皮肤护理，预防褥疮。⑦指导患者和家属进行自我护理的知识，做好健康宣教。10天后，患者腰背部疼痛基本缓解，能下床站立行走，病情好转出院。

1.2 病例关键点

该患者术前因腰痛和强迫体位，加上担心手术效果，睡眠欠佳。术后患者返回病房后精神放松，应用止痛剂后患者开始熟睡。在麻醉药和止痛药的协同作用下，患者出现呼吸抑制，患者既往有因体胖打鼾出现呼吸暂停的情况，护士及时发现，紧急采取有效救治措施，避免了意外的发生。

2 提出问题

(1)胸腰椎骨折常见的并发症有哪些?

(2)护士如何早期发现及预防?

3 问题解答与辨证解析

胸腰椎压缩性骨折在临床上较常见，尤其是合并骨质疏松的中老年，骨折后需要采用仰卧位制动。如果患者体胖且有打鼾习惯，采取平卧位易造成呼吸不畅，可加重打鼾或出现呼吸暂停。经皮穿刺椎体成形术的优点是创伤小、疗效显著，临床被广泛应用。此类患者主要表现为腰背部疼痛，常需要应用止痛药进行缓解。止痛药和麻醉药同时应用时，抑制呼吸的不良反应增加，敏感的患者，尤其体胖有打鼾习惯的患者，可能引起呼吸抑制，发生呼吸抑制的概率增加。如果发现不及时可能错过救治时机，导致严重后果。

3.1 胸腰椎骨折常见的并发症及早期发现和预防要点

3.1.1 压疮

因骨折特点需要仰卧位制动，患者在卧床期间，排便方式改变，局部受压，易发生压疮。护理要点：加强基础护理，间歇性解除压迫，保持床铺平整、松软、清洁、干燥、无皱褶、无碎屑；便后不可用力擦拭，放取便器时防止损伤皮肤；做好自我护理知识指导；取得患者和家属的有效配合，预防压疮的发生。

3.1.2 呼吸道感染

保守治疗的长期卧床患者因呼吸道

分泌物排出不畅，呼吸能力和肺活量下降，易继发呼吸道感染。护理上教会患者吹气球法、缩唇呼吸法、深呼吸法以锻炼肺功能吸气能力。此外，还应翻身叩背部以防坠积性肺炎，痰液黏稠时应遵医嘱行雾化吸入，必要时可应用抗生素应用。

3.1.3 便秘

卧床后胃肠功能蠕动减慢，加上胸腰椎骨折常合并腹膜后血肿，因此患者多出现腹胀、便秘。做好饮食调护，定时、定质、定量，多食含纤维素较多的食物；也可采取腹部按摩，促进肠蠕动。

3.1.4 肌肉萎缩、关节僵直或挛缩畸形

胸腰椎骨折合并脊髓损伤的患者、卧床期间如果未及时进行双下肢主、被动锻炼或下肢关节未保持功能位，可引起肌肉萎缩和关节僵直。护理要点：仰卧时髋关节置于伸直和外展位，防止关节僵硬、屈曲、内收、内旋畸形；踝关节和趾关节功能位托付，防止关节挛缩畸形。同时指导上肢肌肉和关节主动活动，利用哑铃或拉簧锻炼上肢及腰背部肌肉，为扶拐下地做好准备。早期规范的腰背肌锻炼，有利起、坐、离床、站立及行走等日常生活能力恢复。

4 知识要点

(1)胸腰椎的解剖特点。
(2)胸腰椎骨折的临床表现。
(3)胸腰椎骨折的治疗原则。
(4)胸腰椎骨折的护理要点。
(5)胸腰椎骨折的功能锻炼。

5 总结

胸腰椎骨折患者的治疗方法和手术时间，根据是否合并脊髓损伤而有所不同。压缩性骨折合并脊髓压迫或损伤的患者，应急诊行减压骨折内固定手术，而单纯压缩性骨折可行微创椎体成形术。不同治疗方法患者术后卧床时间不同，并发症的发生与卧床时间密切相关，因此护理的重点也有所不同。胸腰椎骨折后，应密切观察患者的呼吸、双下肢感觉、运动情况，并做好压疮、呼吸道感染、腹胀、便秘、肌肉萎缩、关节僵硬等并发症的预防。对于偏胖且有打鼾习惯的患者，术后应用镇痛剂时应注意观察呼吸情况，尤其在夜里患者睡熟时，护士应加强巡视，发现异常及时报告医生，以免发生舌后坠或呼吸抑制等意外情况。

脊髓损伤(烫伤病例)

1 典型病例

1.1 病例简介

患者，男，42岁，以“T12椎体骨折减压内固定术后截瘫42天”为主诉收治入院。诊断为T12椎体骨折脱位伴脊髓损伤。拟行自体鼻黏膜嗅鞘细胞移植。患者生命体征平稳、表情痛苦、纳可、夜寐

可、椎旁肌肉紧张，活动明显受限，局部压痛、叩击痛，脐下两指水平以下感觉障碍。双下肢无感觉、无运动，大便失禁，留置尿管，尿色淡黄，尿量2800mL/d，尿道口清洁；右足跟部有一2cm×3cm水疱，家人代述入院前2天家人用热水袋为之取暖后出现烫伤。X线片显示脊柱内固定牢固。入院完善各项检查，取自体鼻黏膜嗅鞘细胞进行培养；应用营养神经药物以促进神经功能恢复。护理要点：①做好心理护理，取得家属的理解和支持，积极配合治疗，争取早日康复。②做好皮肤护理，预防褥疮。③预防泌尿系感染。保持会阴部清洁，肛周红肿者清洁后可外用软膏保护。④预防呼吸道感染。⑤根据大便情况调节饮食和纤维素含量，避免刺激性食物，粗纤维不会被机体吸收，可增加粪便的体积，可以刺激肠蠕动，有助于恢复肠道功能。便秘时每餐可给患者加一个粗纤维蔬菜或水果，助于排便。经常大便失禁时，可控制纤维素食物的摄入。⑥指导并协助患者进行全身和患肢功能锻炼，注意保持肢体的功能位。⑦做好健康宣教，指导患者和家属进行自我护理。⑧足跟水疱无菌抽吸，碘伏涂擦，TDP灯照射保持创面干燥，局部悬空，加强肢体被动肌肉和关节活动，12天后烫伤部位可逐渐愈合。

1.2 病例关键点

该患者T12椎体骨折脱位伴脊髓损伤，双下肢感觉、运动功能丧失，不能对外界不良刺激及时产生保护性反应。患者和家属对疾病特点缺乏认知，且家中没有专人陪护照顾。采用热水袋保暖或泡脚时，如以正常人感觉判断温度高低，易引起烫伤。

2 提出问题

（1）脊髓损伤合并烫伤早期的临床表现与观察要点有哪些？

（2）T12椎体骨折脱位脊髓损伤易出现哪些其他合并症？护士如何早期发现及预防？

3 问题解答与辨证解析

脊柱骨折合并脊髓损伤时，通常具有以下表现：损伤平面以下感觉、运动、反射、内脏功能部分丧失，自主神经系统功能紊乱，神经传导发生障碍，对冷热、疼痛等感知能力下降或消失，血液循环差，皮温较低，常需要通过外部热源来改善血液循环。物理治疗和热敷简便易行，临床应用广泛。治疗过程中患者缺乏对外界不良刺激的保护性反应，易发生意外伤害。

3.1 脊髓损伤合并烫伤早期临床表现及护理要点

脊髓损伤患者临床采用热源来改善肢体循环和温度时，因无感觉或感觉障碍而发生烫伤的概率和风险增加。烫伤早期的临床表现取决于烫伤面积和程度，常见疼痛、休克、发热。Ⅰ度烫伤仅累及表皮浅层，轻度红肿，干燥无水疱，局部温度微高，2～3天内症状消退。浅Ⅱ度烫伤有大小不一的水疱，疱壁较薄、内含黄色澄清液体，去疱皮后创面基底潮红湿润、红肿，感觉过敏，局部温度增加；深Ⅱ度烫伤表皮下积薄液或水疱较小，疱壁较厚，去疱皮后创面稍湿，基底苍白且潮红相间，痛觉迟钝，有拔毛痛，局部温度略低。Ⅲ度烫伤累及皮肤全层，可达皮下、肌肉或骨骼。创面无水疱、无弹性，干燥如皮革样或呈蜡白、焦黄色，甚至碳化成焦痂，痂下创面可见树枝状栓塞的血管。护理要点：①向患者及家属介绍疾病的特点和自我护理知识，采取热敷等措施时，温度要低于正常治疗温度。②物理治疗时注意照射时间和照射距离，严格按操作规程。③根据烫伤的原因及时采取处理措施，避免感染造成溃烂不愈合甚至坏死等严重后果。

3.2 脊髓损伤常见并发症及预防要点

3.2.1 肺部并发症

肺部并发症是脊髓损伤早期导致死亡的原因之一，主要包括呼吸困难、肺部感染和肺不张。呼吸困难是四肢全瘫患者最常见的并发症，此时肋间呼吸肌已经麻痹。如果损伤在C4以上且膈肌麻痹，在无呼吸机妥善辅助呼吸的情况下，患者很快会因呼吸衰竭而死亡。C4以下损伤患者虽然可以通过横隔呼吸，但无力咳嗽，肺活量减少，残气量升高，导致肺部积存痰液且不易排出，交感神经麻痹而副交感神经亢进，使肺小支气管紧张收缩，排痰更为困难。高位脊髓损伤患者需要密切观察呼吸情况，积极采取有效措施，每1～2小时翻身、叩击背部一次，以协助排痰，必要时可配合雾化或抽吸痰液。此外，还可被动外展上肢，以扩张胸廓进行深呼吸训练。对于行气管切开的患者，需要做好气管切开术的护理。

3.2.2 中枢性高热与低温

脊髓损伤患者通常具有以下表现：自主神经系统功能紊乱，皮肤血管扩张，汗腺停止泌汗，体内积热不能由汗液蒸发而发散，瘀滞体内；机体对周围环境温度的变化丧失了调节和适应的能力，热量持续产生而散热障碍，导致体内储热过多引起高热（可达40℃以上）。高热常引起脱水，造成水电解质紊乱，如不采取降温措施，会发生缺氧并导致全身衰竭。因此，护理人员应注意调节室温，保持病房通风，并鼓励患者多饮水。也可采取物理降温，将冰袋、冰帽置于头部，两侧腋窝、腹股沟等大血管处可用冰水、50%酒精擦浴降温。遵医嘱输液、药物降温，但要注意降温勿过快、过低。由于失去体温调节功能，受低温环境影响（如在寒冷冬季路途运送、室内寒冷及经常掀开被子翻身等），患者可出现低温（35℃以下）。低温患者应采用物理复温治疗。

3.2.3 泌尿系感染与结石、肾积水

脊髓损伤后神经系统受损，膀胱失去收缩功能，出现排尿障碍。圆锥以上脊髓损伤的截瘫患者，尿道外括约肌失去高级

神经支配,不能自主放松,出现尿潴留;圆锥损伤患者阴部神经中枢受损,尿道外括约肌放松,出现尿失禁;对于截瘫患者,排尿障碍的治疗是恢复排尿反射、预防泌尿系统感染、结石和肾积水。留置尿管过久、膀胱中残余尿过多、引流管中的尿液反流入膀胱等,可导致脊髓损伤截瘫患者发生泌尿系统感染。因此,护理人员应重视排尿反射的建立,截瘫初期(2 周内)应留置导尿管或耻骨上穿刺。以后随着脊髓休克及自主神经系统功能的恢复,可采用间歇导尿。

长期留置导尿管的患者应采取以下护理措施:①尿管4 ~5 小时开放一次,使膀胱既有充盈时间,又有排尿间歇,人为形成有规律的充盈和排空,利于反射性膀胱的形成。如果膀胱长时间得不到良好的充盈,就会逐渐萎缩,容量缩小;但长时间过度膨胀会导致膀胱松弛无力,均不利于膀胱功能的改善和修复。②每日清洁尿道口 2 次,保持会阴部清洁,每周更换尿管 1 次,更换前排空尿液,拔管后让尿道休息 4 ~6 小时再插管,鼓励患者多饮水,必要时遵医嘱行膀胱冲洗,适时进行按摩排尿。一旦能自行排尿,可立即拔除尿管。③鼓励患者增加腹压排尿,方法是用拳自上而下挤压小腹,以防压迫膀胱使尿液反流经输尿管至肾脏,因压力升高而发生肾积水。④坐位及站立排尿有助于减少残留尿。护理人员掌握这些引起泌尿系感染及结石的原因,并针对性地实施护理,能有效降低泌尿系感染的发生率。

3.2.4 压疮

瘫痪部位感觉丧失,缺乏对损害刺激的保护性反应;全身抵抗力下降、皮肤弹性降低、自身重量压迫,以及局部组织缺血缺氧、排泄物的浸渍和摩擦,易使皮肤糜烂破溃。瘫痪肢体禁用刺激性强的清洁剂,同时不可用力擦拭,防止损伤皮肤;痉挛型瘫痪患者因肢体经常出现不规则的抽动,两膝关节内侧应垫好,防止互相摩擦。同时,目前我国在瘫痪治疗方面尚无新进展,护理工作可以说是一项艰巨的工作,需要做好家属的健康教育,取得家人的配合和支持,从而有效预防压疮的发生。

3.2.5 消化道功能紊乱

脊髓损伤后,神经功能发生障碍,自主神经功能失去平衡,可出现一系列消化道功能紊乱的症状,包括顽固性便秘、大便失禁、腹胀。消化道功能紊乱的病理生理机制复杂,单一的治疗方法很难取得良好的效果。因此,护理人员应做好饮食管理:饮食要定时、定质、定量,多食含丰富纤维素的食物;沿结肠向腹部由右下向上、向左、向下进行按摩,以促进肠蠕动、帮助排便。建立反射性排便,用手指扩张肛门或按压肛门周围以刺激括约肌引起肠蠕动,或通过灌肠或肛管排气。排气时肛管应插入 15 ~20cm,灌肠时应采取低压慢速灌肠,灌肠插管动作要轻柔,防止损伤肠壁。同时通过仔细观察帮助患者掌握饮食、药物治疗及训练与排便规律,从而有效地解决截瘫患者的排便问题。

3.2.6 深静脉血栓和血栓性静脉炎

脊髓损伤患者通常表现为肢体感觉、运动功能障碍,活动能力受限,下肢血液回流不畅,深静脉血栓发生率高。临床上应注意观察肢体肿胀和血液循环,及时进行评估、诊断,并且早期应采取有效防治措施。对于疑似深静脉血栓的患者,在确诊前要嘱其卧床休息,减少肢体活动,避免栓子脱落。鼓励患者戒烟、尽量避免在瘫痪的下肢进行静脉穿刺,尤其是输注甘露醇等刺激性或高浓度的药物,以防发生静脉炎。

3.2.7 异位骨化

脊髓损伤后发生的异位骨化属于神经源性问题,其多发于髋关节前方,其次为膝关节、肩关节、肘关节和脊柱。在损伤平面以下大关节周围可有骨化组织形成,这种骨化物多位于肌纤维及其他结缔组织中,其发生率占脊髓损伤患者的5%。因此,此类患者进行被动关节活动和按摩时,动作要轻柔、频率和时间要循序渐进,避免暴力和时重时轻。

3.2.8 肢体畸形(关节僵直)

脊髓损伤导致高位截瘫或截瘫的患者关节肌肉不能主动活动和收缩,如果肢体摆放位置不当易导致肢体畸形,这种情况常见于髋关节、膝关节、踝关节和趾关节。护理要点:早期帮助患者被动活动肌肉和关节,休息时下肢各关节置于功能位,以防止畸形的发生,未瘫痪的肌肉和关节可主动运动,利用哑铃或拉簧锻炼上肢及腰背部肌肉,为扶拐下地做好准备。加强腰背肌训练,后期注意指导患者进行起、坐、离床、站立及行走(佩戴支具)功能训练。

4 知识要点

(1)脊柱的解剖结构特点。

(2)脊柱骨折合并脊髓损伤的观察及护理要点。

(3)烫伤的临床表现及护理要点。

(4)脊髓损伤常见并发症的预防与护理。

(5)脊髓损伤的功能锻炼。

5 总结

脊柱骨折合并脊髓损伤的治疗方法和手术时间有所不同,早期合适的固定可防止因损伤部位移位而产生的脊髓再损伤。手术的入路和方式取决于骨折的类型和致压物的部位。手术只能解除对脊髓的压迫和恢复脊椎的稳定性,但无法恢复损伤的脊髓功能。同时采取激素、脱水剂、高压氧治疗可减轻脊髓水肿和继发性损害。脊柱骨折合并脊髓损伤常表现为损伤平面以下感觉、运动功能丧失,自主神经系统功能紊乱。脊髓损伤并发症多见,包括肺部并发症、中枢性高热与低温、泌尿系感染、结石与肾积水、压疮、呼吸道感染、腹胀、便秘、深静脉血栓、异位骨化、肢体畸形等。护理上应注意密切观察，发现异常及时告知医生处理，以避免导致严重后果。因损伤平面以下无感觉、血液循环差、皮温较低，常需采用外部热源缓解症状，改善肢体血液循环。热源的温度如以正常人的感觉来判断，则容易引起烫伤。治疗过程中及时观察局部皮肤情况，必要时可采取间断治疗或缩短治疗时间，同时做好患者和家属的自我护理知识宣教，最大限度地降低伤害的概率。

第 4 章

骨病矫形

小儿发育性髋关节脱位（红臀病例）

1 典型病例

1.1 病例简介

患儿，女，1 岁 4 个月，以“行走跛行 3 月余”为代诉收治入院。既往无特殊疾病史。入院时患儿生命体征平稳，走路跛行，容易摔倒，两侧臀部变宽，右侧大转子上移突出；臀横纹不对称，右髋外展、旋转受限，内收肌紧张。诊断为右髋关节脱位。入院后予以皮肤牵引术，1 周后在全身麻醉下进行右侧髋脱位切开复位、髋臼成形术、股骨转子下旋转截骨术。术前护理要点：①消除患者及家属的恐惧情绪，告知积极配合治疗有利于获得良好的治疗效果。②给予清淡、易消化饮食。③皮肤牵引的护理。④预防感冒。术后护理要点：①全身麻醉后应密切观察生命体征变化。②做好引流管护理，密切观察石膏外固定松紧度及肢体肿胀、感觉、血液循环、皮肤颜色、温度等情况。③术后当日即指导患儿进行功能锻炼。④防压疮护理。患儿术后用尿不湿，小便 3 ~4 次后进行更换，小便后清洗会阴部并涂爽身粉，术后第 4 天发现患儿双臀均有 3cm × 3cm 胭脂样红晕。局部清洗，减少局部受压，更换棉质尿布，保持局部干燥，并遵医嘱予以红霉素软膏外用。综合治疗 4 天后红肿好转，术后 14 天出院时皮肤色泽基本恢复正常。

1.2 病例关键点

婴幼儿皮肤幼嫩，角质层菲薄，皮下组织细胞之间连接疏松，受到不良刺激容易发生红肿、起疱、糜烂、渗出等炎症性病变。该患儿术后用尿不湿，小便 3 ~4 次后进行更换，致尿液在局部积存，小便后清洗会阴部并涂爽身粉，局部形成物理刺激，导致术后第 4 天患儿发生红臀，为压疮的早期症状。及时给予合理干预，更换棉质尿布，并保持会阴部及臀下干燥，同时应用抗菌消炎药物使症状得以缓解，14 天出院时痊愈。

2 提出问题

(1)发育性髋关节脱位的临床表现有哪些?

(2)红臀的临床表现及预防措施有哪些?

(3)发育性髋关节脱位易合并哪些其他并发症? 如何预防?

3 问题解答与辨证解析

发育性髋关节脱位是指出生时或出生后不久股骨头脱出髋臼,并伴有骨和软组织发育不良。6个月以内的患儿佩戴支具或吊带治疗,6~18个月的患儿常行手法复位后髋人字石膏固定,18个月以上的患儿常行切开复位术。为了保持手术复位效果,术后用髋人字石膏固定一个半月左右。患儿处于强迫体位,尿不湿不透气、尿液浸湿后形成局部刺激;大小便的刺激、局部潮湿及后期石膏渣脱落,均容易导致患儿娇嫩的皮肤发生红臀。若发现不及时或不能妥善处理将发生溃破、糜烂,最终导致Ⅱ度、Ⅲ度压疮发生。

3.1 红臀的表现及预防要点

红臀的临床表现包括皮肤发红、出现红色的斑点状疹子、皮肤破损,甚至溃烂。红臀初期仅在每侧臀部中心处发现两块“胭脂样红晕”;继而出现丘疹并逐渐发生溃烂,严重时甚至引起败血症。预防要点:①二便护理。正确使用便器,定时清洗会阴部,保持局部干燥。②尿布宜选择吸水、透气、柔软、洁净的棉质尿布,如有浸湿及时更换。

3.2 发育性髋关节脱位的临床表现

出生至1岁患儿髋关节脱位的临床表现包括:①患侧下肢活动少,蹬踢力量小于健侧。②双侧臀纹不对称,患侧加深上移,会阴部增宽。③患侧肢体短缩,髋关节外展受限。④为患儿换尿布或洗澡时,髋关节可闻及弹响声。⑤Allis征阳性。检查时患者取仰卧位,双髋、双膝屈曲并拢,双足跟对齐平放,患肢膝关节平面低于健侧。可行走患儿的临床表现包括:①开始行走时间晚,单侧表现为跛行,双侧表现为左右摇摆鸭步。②患肢短缩,臀部皱襞加深、增多,会阴部加宽;双侧髋关节脱位站立时,臀部后耸,腰背部凹陷。③Allis征阳性。④单腿站立不稳,双下肢不等长。X线片显示:髋臼发育不良,股骨头骨骺晚于健侧出现,股骨颈短缩,股骨头脱位。该病5岁前治疗效果通常较6岁后治疗效果好。发育性髋关节脱位女性高于男性(4.75:1);右侧多于左侧(10:1)。积极普及健康教育,力争早期发现、早期诊断、早期治疗,为髋关节发育创造条件。

3.3 发育性髋关节脱位常见并发症及预防要点

3.3.1 关节僵直

髋关节运动受限或僵硬较为常见,患

者年龄越大，发病率越高。脱位股骨头位置越高，髋关节周围挛缩就越严重，发生髋关节运动受限或僵硬的概率增加。术后应用髋人字石膏固定更易发生关节僵直。早期石膏拆除后使用支具固定，进行早期髋关节功能锻炼，可预防髋关节僵直的发生。幼儿不能配合进行功能训练时，可用玩具引导、足部系铃、表扬鼓励等方法引导活动。

3.3.2 股骨头坏死

髋关节脱位复位后，股骨头与髋臼之间压力增加，易发生股骨头坏死。因此，应强调患者不能过早负重行走，减轻局部压力，并按时进行复查。

3.3.3 血管损伤

术中可能损伤髋部血管导致大出血，危及生命。术后密切观察伤口渗血情况及生命体征变化。伤口渗血较多时，常积聚于髋人字石膏固定的低凹处，应密切观察。成人引流量 >100mL/h 或 24 小时引流量 >400mL 时，应及时告知医生。幼儿循环血量较成人少，应根据患儿体重计算引流量，如 10kg 体重的幼儿，每小时引流量 >15mL 或 24 小时引流量 >50mL 需告知医生及时处理。

3.3.4 神经损伤

复位时，过度牵引或手法复位使股骨头与骨盆挤压，易损伤股神经、坐骨神经等，从而导致下肢瘫痪及其支配区功能障碍。髋人字石膏固定时，下肢过度外展压迫腓总神经可导致足下垂、活动障碍。护理时要密切观察固定肢体的感觉、运动情况，如有异常及时告知医生处理。

3.3.5 石膏综合征

髋人字石膏固定后发生的急性胃扩张是石膏固定严重的并发症之一。因此，要注意观察髋人字石膏的腹部固定处是否过紧，石膏固定距离腹壁的高度以一拳头为宜。患者如有恶心、呕吐，应检查是否由石膏固定过紧引起，并及时报告医生处理。

4 知识要点

(1)髋关节的解剖结构特点。

(2)发育性髋关节脱位的概念。

(3)发育性髋关节脱位的临床表现。

(4)发育性髋关节脱位常见并发症的预防与护理要点。

(5)发育性髋关节脱位术后石膏外固定的护理要点。

(6)发育性髋关节脱位术后功能锻炼。

5 总结

发育性髋关节脱位是临床常见疾病，早期发现、早期诊断、早期治疗是获得良好治疗效果的关键。随着年龄增长，髋关节脱位病理改变日趋严重，股骨头完全脱出髋臼并逐渐向上移位，脱位的股骨头与

“假臼”之间出现骨性关节炎。护理要点：积极普及健康教育，早期发现、早期治疗。积极引导家属按时复查，降低股骨头坏死发病率。由于患儿年幼，无法述说疼痛或不适，应注意密切观察，发现异常及时告知医生处理，以免发生严重后果。引导患儿功能锻炼，预防关节僵直的发生。术后及时更换尿布，大小便污染后及时擦拭、清洗，保持床单位整洁，防止零食、碎屑摩擦皮肤，导致红臀发生。

先天性双马蹄内翻足（压疮病例）

1 典型病例

1.1 病例简介

患儿，男，3 岁 6 个月，以“双足马蹄内翻畸形 3 年 6 个月”为代诉收治入院。诊断为双马蹄内翻足。入院后神志清，精神好，大小便正常，睡眠良好。双小腿肌肉发育不良，双足呈下垂、内翻畸形，前足内收，跟骨内翻畸形。入院后完善各项检查，每日用外洗药泡洗双足，择期手术治疗。护理要点：①做好患儿及家长的健康宣教，患儿注意保暖，适时增添衣物，以预防感冒。②每日用外洗药泡洗双足，水温应适宜，以防烫伤。③每日手法扳正双足数次，每次 5 ~ 10 分钟。每次手法扳正前，在跟腱及内踝下方进行按摩推拿，以松解周围软组织。④术后严密观察病情变化。该患儿进行全身麻醉手术时，应观察呼吸道有无阻塞症状。⑤观察切口渗血及双下肢末梢血液循环，包括足趾的感觉、颜色和温度。⑥做好石膏固定术后的护理。⑦定时按摩骶尾部，防压疮发生。患儿术后 3 天内时有哭闹，主诉足跟疼痛不适，护士观察足趾血液循环、运动正常，医生嘱继续观察。第 4 天患儿右足跟疼痛难忍，医生查看后认为该患儿疼痛系是由行软组织松解、跟腱延长，牵拉刺激引起。遵医嘱给予止痛药口服，疼痛症状缓解。14 天后发现右足跟切口处皮肤出现 1cm × 2cm 溃烂，部分跟腱外露。定时换药处理，21 天后伤愈出院。

1.2 病例关键点

患儿术后时有哭闹，患侧足疼痛不适，护士观察足趾血液循环及运动尚好，无麻木现象，医生予以止痛药，疼痛有所减轻，这掩盖了局部异常表现。由于医护人员缺乏对石膏固定术后可能引起局部皮肤受压的预见性，并且未足够重视，导致局部组织长期受压形成溃疡。

2 提出问题

（1）先天性马蹄内翻足的术前护理要点有哪些？

（2）先天性马蹄内翻足石膏固定后观察要点有哪些？

（3）先天性马蹄内翻足保守治疗时患侧足的扳正训练方法有哪些？

3 问题解答与辨证分析

先天性马蹄内翻足是最常见的足部畸形，主要表现为婴儿出生后，一侧或双侧足的前半部内收、内翻及跟骨内翻、足下垂等。发病率男孩是女孩的3倍，单侧稍多于双侧。常见畸形包括前足内收内翻、后足内翻、踝关节下垂、胫骨内旋，可分为松软型和僵硬型两种。先天性马蹄足治疗的目的是矫正畸形，原则上松软型以穿矫正鞋保守治疗为主，而僵硬型以手术为主。手术方法一般采用软组织松解、跟腱延长，术后常规用石膏托固定，创伤性肿胀可使石膏变紧导致压疮。压疮早期主要表现为局部疼痛，与手术部位疼痛难以分辨，不易早期发现。

3.1 先天性马蹄内翻足的术前护理要点

①先天性马蹄足患者年龄小，抵抗力弱，应多饮水，注意增减衣物，预防感冒和上呼吸道感染。②宜穿特制松软鞋，避免磨破足部皮肤延误手术。③患儿多年幼，自制力差，应向家长强调术前禁食的重要性。禁食期间，食物应放在患儿不易取到的地方，防止因患儿进食导致手术不能正常进行。④术前需常规禁食4～6小时，禁饮4小时，避免全身麻醉后食物反流引起呛咳或窒息。

3.2 先天性双马蹄内翻足石膏固定后观察要点

①术后抬高患肢，观察石膏固定松紧情况。②注意观察患肢肿胀、疼痛、血液循环和足趾活动情况。③观察切口渗血、渗液情况，有污染应及时更换，避免渗出物干燥变硬刺激压迫局部皮肤。④患者主诉伤口疼痛或幼儿哭闹严重时，应考虑切口局部压迫，及时评估排除压迫因素后可应用镇痛药。⑤密切观察腓骨小头处有无受压，如果发现肢体麻木、疼痛、足趾活动障碍，应及时告知医生处理，以防腓总神经损伤。

3.3 先天性马蹄内翻足扳正训练方法

保守治疗应于出生后立即开始，出生后6个月内的松软型马蹄内翻足部分可以治愈，僵硬型通过持久的手法按摩可以减轻畸形并利于手术治疗。手法治疗要点：①一手固定患儿足跟；另一手握住前足外展，以矫正前足内收畸形。②一手固定踝部，以稳定距骨；另一手握住足跟外翻，以矫正跟骨内收畸形。③一手固定小腿下段；另一手自两侧握住跟骨结节，向跖侧推压或牵拉，以矫正后足跖屈畸形。④一手握住患肢踝关节；另一手以手掌顶住足底，大鱼际紧贴患侧足底外侧，先将足前部外展，足底外翻，然后将足跟向下牵拉，最后将足前部背屈，维持在矫形过正位。以上手法应按顺序进行，力量以患儿不啼哭为宜，每次手法扳正50～100次，每天重复轮换进行。手法扳正时动作轻柔，不可急于求成或用力过猛，防止损伤骨骺和软组织。

4 知识要点

(1)先天性马蹄内翻足的治疗原则。

(2)先天性马蹄内翻足术前护理要点。

(3)先天性马蹄内翻足手术后石膏固定的观察要点。

(4)保守治疗时患侧足的扳正训练方法。

5 总结

先天性马蹄内翻足早期发现后早期进行扳正治疗,部分患者的功能可以得到恢复,部分患者可减轻畸形程度。对于手术患者,应加强术前宣教,做好术前护理,保证手术顺利进行。术后采取石膏固定时,应正确掌握石膏固定观察要点,预防皮肤压疮和神经损伤,减轻患儿的痛苦,促进疾病康复。

髋部肿瘤(术后严重出血病例)

1 典型病例

1.1 病例简介

患者,男,58岁,以"左髋关节疼痛、跛行1个月余"为主诉入院。诊断为左髋关节滑膜软骨瘤病。既往无特殊病史。体温36.9℃,脉搏72次/分,呼吸18次/分,血压135/85mmHg。表情痛苦,行走时艰难,疼痛评分6分,自行服用止痛药,疼痛暂时缓解,夜间加重,影响患者休息。入院后完善各项检查,在全身麻醉下进行半骨盆假体置换术。护理要点:①卧床休息,患肢制动。②遵医嘱使用止痛药,患者疼痛缓解。③消除患者及家属的恐惧情绪,鼓励患者配合治疗。④给予富营养、高蛋白饮食。⑤积极做好术前准备工作,备足量血液。⑥术后监护生命体征,氧气吸入,3L/min,并密切观察意识、血氧饱和度和尿量等。患者术后回病房时负压引流量为380mL,术后2小时引流量为800mL,心率136次/分,血压95/70mmHg,告知医生改负压为常压引流,加快输液速度,同型血输入。密切观察生命体征、切口渗血情况及引流管通畅情况。术后6小时引流量为1400mL,持续补液、补血、吸氧、心电监护,负压与常压交替引流,生命体征基本平稳;术后24小时引流量为1800mL,次日24小时负压引流量约100mL,继续补血、补液,并给予白蛋白和同型血浆交替输入。术后第3天,患者病情稳定,负压引流无血性液引出,应予拔管。做好病情观察、饮食调护、心理护理、皮肤护理等,于术后第16天拆线,患者好转出院。

1.2 病例关键点

髋部血运丰富,肿瘤细胞增殖形成的异常刺激使局部血运更加丰富。由于手术部位较深,分离组织广泛,微动脉、微静脉及毛细血管渗血均较多,止血困难,因此肿瘤患者补液原则是“出多少补多少”。髋部肿瘤术后24小时一般出血量500～1000mL。该患者术后2小时出血量达800mL，心率136次/分，血压95/70mmHg，护理要点：密切观察病情变化，发现术后单位时间引流量超正常患者时，立即监测生命体征。如果患者出现心率快、血压低等情况，应告知医生及时采取有效措施，避免失血性休克的发生。

2 提出问题

（1）髋部肿瘤术后严重出血的观察要点有哪些？

（2）髋部肿瘤易出现哪些其他合并症？护士如何早期发现及预防？

3 问题解答与辨证解析

髋关节局部解剖结构较为复杂，肌肉包括臀大肌、臀中肌、臀小肌、梨状肌等，血管主要包括经梨状肌上缘出盆的臀上动脉和经梨状肌下缘出盆的臀下动脉。髋关节（包括股骨上端及髋臼）是骨恶性肿瘤的多发部位，手术时分离组织广泛，易引发微动脉、微静脉及毛细血管渗血，术后出血严重。

3.1 术后严重出血观察及护理要点

髋关节肿瘤术后出血主要是负压引流管引流出血及伤口渗血。在引流管通畅情况下，负压引流时引流液呈线性流出或滴速增快，说明切口出血量大；如果引流管不通畅，切口可有大量渗血，血液快速渗透纱布，甚至能看到血液外渗。术后护士应密切观察切口渗血、渗液和负压引流情况，同时监测生命体征。如果患者出现面色苍白、四肢厥冷、出冷汗、尿量减少、脉压减小、脉搏细数、烦躁不安等，警惕失血性休克的发生。手术后由于麻醉的作用，患者往往意识不清，这容易与失血性休克导致的意识模糊相混淆，因此，护理人员应注意密切观察、正确辨别，以确保患者的安全。

3.2 髋部肿瘤易出现的并发症及预防要点

3.2.1 关节脱位

髋部恶性肿瘤切除后需要置入特制的假体，术中常破坏外旋肌、髂腰肌、臀中肌，软组织损伤严重，肌肉附着点少，稳定性差，易造成脱位，术后外展肌群功能下降，髋关节易发生脱位。预防措施：①术后患肢置于屈髋、屈膝、外展15°～30°位，穿丁字鞋防外旋，以免其切断的肌肉形成瘢痕粘连。②术后取平卧位，禁止翻身，铺电动气垫床预防压疮，同时提高患者舒适度。③摄片或其他原因转运患者时采用三人搬运法，即一人抬颈胸部、一人抬腰臀部、一人抬腿，禁止髋部内收。④患者大便时勿用高的便器，可用卫生纸衬垫。⑤加强健康教育，告知患者及家属保持体位的重要性，并督促措施落实。

3.2.2 病理性骨折

髋部肿瘤，尤其是恶性程度较高的肿

瘤,具有广泛的侵袭性。患者局部骨质严重破坏,轻微外力易导致病理性骨折,这会增加肿瘤治疗的难度。此外,病理性骨折还会加速肿瘤扩散,影响愈合。因此,应告知患者及家属卧床和患肢制动的重要性,提高患者的依从性,床头挂警示牌提醒患者和家属重视,协助患者生活所需,解除患者后顾之忧。

3.2.3 感染

感染是假体置换最常见的并发症,髋部恶性肿瘤切除同期人工假体置换手术创伤大,术中出血量较多,手术暴露时间长,容易发生感染。护理上注意监测生命体征尤其是体温情况;做好保护性隔离,保持房间空气流通,减少人员探视,感冒或存在感染病灶的人员禁止进入病房;正确应用抗生素;发热时,嘱多饮水,利毒素排泄;加强营养,增强体质,促进切口愈合。

4 知识要点

(1)髋关节的解剖结构特点。

(2)髋部肿瘤术后的观察要点。

(3)髋部肿瘤常见并发症的预防与护理要点。

5 总结

肿瘤细胞代谢活跃,局部血运丰富,术中组织切除广泛,渗血量较一般手术多。患者术后出血量与病变程度、手术方法、术者技术有关。一般情况下,术后12小时内出血量占总引流量的一半以上,尤其是术后24小时内,需要密切观察引流量和生命体征变化,发现异常及时告知医生处理,以免发生失血性休克。髋部肿瘤有广泛的侵袭性,局部骨质严重破坏,需要预防病理性骨折的发生。髋部恶性肿瘤切除后置入的假体稳定性差,易造成脱位,因此应注意体位护理。肿瘤患者体质差,加上手术暴露时间长,容易发生感染,应做好预防。

慢性骨髓炎(健肢骨筋膜间室综合征病例)

1 典型病例

1.1 病例简介

患者,男,33岁,以“左胫骨骨折术后感染、窦道形成3个月”为主诉入院。患者于3个月前因车祸致左胫骨开放性骨折,急诊在当地医院进行清创缝合内固定术,切口愈合后局部有一1cm×1cm的窦道,不时有脓液流出,为进一步治疗来我院就诊。入院时患者生命体征平稳,精神好,形体消瘦,左下肢末端血液循环活动、感觉尚可,足背动脉搏动可触及,左小腿前侧有一3cm×5cm的贴骨瘢痕。X线片显示左胫骨骨折钢板固定良好,左胫骨中段有一2cm×3cm的坏死骨块。入院完善检查后,行左胫骨骨髓炎病灶清除、对侧腓骨皮瓣游离移植术。术后双下肢石膏固定,给予抗感染、抗痉挛、抗栓塞药物,局部烤灯照射。护理要点:①患者取平卧位,抬高患肢并制动,以利于静脉回流。②密切观察生命体征的变化情况。③观察皮瓣血液循环、颜色、温度、肿胀及毛细血管充盈时间,注意保暖,防止寒冷刺激引发血管痉挛,局部烤灯照射。④禁止主被动吸烟。⑤富营养和粗纤维、易消化饮食,忌食过酸、过辣食品,保持二便通畅。⑥做好疼痛、心理和皮肤护理。术后左下肢受区皮瓣稍肿胀,弹性良好,皮肤颜色红润,毛细血管充盈良好。第2天供侧肢体足部肿胀,足趾活动尚好,主诉供侧肢体弥漫性疼痛,小腿部感觉困胀,检查石膏无明显卡压。告知医生,给予抬高患肢,遵医嘱应用止痛药物,疼痛缓解。第3天晨间交接班时发现供侧肢体足趾活动差,即给予松解石膏,打开纱布绷带,发现肢体供皮区严重肿胀、血液循环较差、感觉迟钝、足趾被动活动牵涉痛,因此诊断为骨筋膜间室综合征。予以局部切开引流、抗炎及营养神经药物等,虽然积极采取处理措施,但患者仍残留小腿和足部感觉和运动障碍、踝关节和足趾关节下垂、小腿外侧神经过敏等症状。

1.2 病例关键点

游离腓骨皮瓣移植是治疗慢性骨髓炎伴骨皮缺损的一种方法,采用健侧腓骨皮瓣移位来修复患侧骨与皮肤缺损。临床上,医护人员多注意皮瓣是否成活,而易忽视对供侧肢体的观察。患者疼痛时,护士未详细了解疼痛部位且未分别对术肢和供侧肢体进行疼痛评分。应用止痛药物后掩盖了症状,错过最佳的处理时机,造成不可逆的损害。

2 提出问题

(1)游离皮瓣术后骨筋膜间室综合征的早期临床表现与观察要点。

(2)小腿骨髓炎有哪些常见并发症?如何早期发现和预防?

3 问题解答与辨证解析

小腿前外侧的胫前间隙有胫前肌、踇长伸肌、趾长伸肌、第3腓骨肌、腓总神经和胫前动、静脉,其有坚韧的筋膜组织包裹。腓骨皮瓣切取后的供皮区创面需要取薄皮片移植来修复,可用纱包加压包扎以保证皮片成活。游离骨皮瓣移植术后,双下肢均采用石膏固定,创伤性肿胀可引起静脉回流障碍;加之常规抗凝药物应用,可加重供皮区出血,使小腿筋膜室压力增大,从而导致骨筋膜间室综合征的发生。

3.1 小腿筋膜间室综合征的早期表现及观察要点

小腿筋膜间室综合征早期包括持续性疼痛加重及活动障碍主要的症状,肌肉被动牵拉痛是该病的重要体征。如果筋膜间室综合征引起的神经压迫超过6~8个小时,则会造成不可逆的损害。观察要点：医护人员要认真倾听患者的主诉，仔细观察术肢末梢的血液循环、感觉及活动情况，辨别疼痛的性质和部位。双下肢手术时，要分别对双下肢进行观察和疼痛评估。术肢肿胀疼痛、麻木时应高度警惕筋膜间室综合征。

3.2 骨髓炎治疗过程中易出现的并发症及预防要点

3.2.1 烫伤

由于骨髓炎患者长期应用抗生素治疗，多数患者对抗生素产生耐药性。中药熏洗具有抗菌消炎、促进肉芽组织生长及修复创面、软化瘢痕的作用，是术前常用的中医治疗方法。骨髓炎患者窦道周围的皮肤循环和条件较差，常有瘢痕形成、感觉迟钝，而且熏洗时对热的耐受性较差，易引起烫伤，因此，熏洗过程中应严格控制温度，预防烫伤。

3.2.2 冲洗引流异常

冲洗引流是慢性骨髓炎病灶清除术后的常用方法，引流过程中造成引流不畅的原因主要有两方面：一是渗血凝固或脱落坏死组织等堵塞管道；二是引流管挤压、折叠或脱出。引流管护理要点：①术后24小时渗血较多时，为防止血液凝固或脱落坏死组织等堵塞管道，可每隔2～3小时快速冲洗管道5分钟左右，快速冲洗时观察引流管通畅情况及有无冲洗液外渗。②引流管道应妥善放置，治疗或为患者翻身时，应防止管道折叠、扭曲或拖拽拉出。③观察引流液的性质、颜色、引流量，保持冲洗、引流液出入平衡。如果引流量大于进液量，疑有活动性出血发生；如果进液量大于引流量，可能会有液体外渗至纱布或液体渗入组织，应注意观察切口和肢体肿胀情况。

3.2.3 交叉感染

慢性骨髓炎患者因病程长、体质较弱、抵抗能力差，易继发耐药菌感染。护理要点：根据菌培养结果和隔离要求采取相应隔离措施，医用垃圾按规定处理；做好患者及家属的宣教，严格保持手部卫生，避免交叉感染。

3.2.4 血管危象

游离骨皮瓣移植术后24～72小时易发生血管危象，如果未及时发现和处理，会造成皮瓣坏死等严重后果。如果皮瓣皮肤颜色苍白、边缘出血少或不出血、弹性差，皮温较健侧低、毛细血管充盈迟缓、无肿胀，提示动脉危象；如果皮瓣颜色暗红发紫、存在水疱、皮肤张力增加、皮温下降、毛细血管充盈快，或者皮瓣上出现紫色瘀点且持续增大，提示静脉危象。多种因素可造成动脉危象或静脉危象，术后注意：①为患者保暖，局部烤灯照射，防止因寒冷刺激引发血管痉挛。②减少疼痛刺激。③密切观察皮瓣颜色、温度、弹性、肿胀度、毛细血管充盈情况，同时加强巡视，发现异常及时报告医生处理。④患肢制动，病房禁烟。⑤定时应用“三抗”药物，观察用药后反应。⑥注意饮食调护，保持大便通畅。

3.2.5 病理性骨折或骨折不愈合

慢性骨髓炎患者的骨质多被破坏，易发生病理性骨折，因此，功能锻炼特别是膝关节和踝关节的锻炼应以主动锻炼为主，并结合 X 线片所显示的骨折愈合程度，决定下床活动及负重的时间。应在医生指导下进行锻炼，切忌急于求成，盲目锻炼，防止因锻炼不当而影响骨折愈合，或者被动暴力锻炼及过早负重引起病理性骨折。

3.2.6 膝关节和踝关节僵硬

游离骨皮瓣移植术后需要石膏固定 3~4 月，石膏固定期间患肢制动，膝关节和踝关节不能活动，石膏拆除后，如果关节不能进行有效地进行功能训练，则有可能发生关节僵直。因此，术后早期应进行未固定关节主动活动和股四头肌等长收缩，以防止肌肉萎缩。外固定解除后，应在医务人员指导下进行膝关节和踝关节的主动锻炼，必要时辅以被动锻炼，并逐渐加大活动力度和幅度。

4 知识要点

(1)小腿部的解剖结构特点。

(2)游离骨皮瓣移植的概念。

(3)游离骨皮瓣移植的术后观察要点。

(4)游离骨皮瓣移植术后常见并发症的预防与护理。

(5)石膏外固定的护理要点。

(6)小腿筋膜间室综合征的早期表现及观察要点。

(7)功能锻炼方法。

5 总结

游离骨皮瓣移植是治疗小腿骨髓炎常用的手术方法，供侧肢体由于切取了腓骨皮瓣，局部形成的创面需要植皮处理，而植皮部位为保证皮片成活进行加压包扎，易影响肢体血运。护理要点：注意供区肢体的情况，认真倾听患者的主诉，出现异常及时告知医生处理，以免发生严重后果。患肢皮瓣成活与否是决定手术成功的关键，因此，术后要密切观察，预防动脉危象和静脉危象的发生。骨髓炎的治疗过程长、病情复杂，康复过程中易发生烫伤、交叉感染等并发症，因此，应做好围术期并发症的预防和护理。

脊柱结核（药物不良反应病例）

1 典型病例

1.1 病例简介

患者，男，32 岁，以“无明显诱因逐渐出现胸背部疼痛伴后凸畸形 3 年”为主诉入院。胸背部疼痛夜重昼轻，反复发作，曾在当地多家医院就诊，均诊断为“肌肉劳损”，给予口服药物治疗（具体用药不详)，用药后疼痛症状缓解。近3个月因胸背部疼痛加重求诊，以“T7、T8椎体病理性骨折及T6～T9椎体结核”收住入院。入院时患者生命体征平稳，精神欠佳，大、小便正常，双下肢感觉、活动良好，时有盗汗，无咳嗽、发热症状，无明显体重减轻。脊柱胸段以T7、T8椎体为中心略后凸畸形。入院后完善各种检查，局部制动，加强营养，抗结核治疗。给予利福平0.45g晨起顿服，异烟肼0.3g睡前口服，链霉素0.75g每天1次肌内注射，异烟肼500mg加液体静脉滴注，3周后清除病灶并行植骨内固定术。护理要点：①卧床制动，定时翻身，翻身时保持脊柱平直。②加强营养，给予高热量、高蛋白、多维生素饮食。③合理、及时用药，观察药物的疗效和不良反应。④做好健康宣教，向患者及家属介绍疾病的相关知识，帮助其了解用药可能出现的不良反应，如有不适及时和医护沟通。⑤做好患者的心理护理，树立战胜疾病的信心，积极配合治疗。⑥观察双下肢的感觉、活动情况。⑦做好病灶清理及植骨术后的病情观察和护理，防止并发症的发生。抗结核用药5周后，患者出现耳鸣、口唇周围及四肢末梢感觉麻木。调整用药，暂停链霉素应用，并嘱患者多饮水，补充营养后症状逐渐缓解。

1.2 病例关键点

早期、合理、联合、足量、规则、全程用药是抗结核用药的基本原则。一般术前常规抗结核化疗2～4周，术后药物的短程治疗至少在6～9个月以上。抗结核用药可能会出现一系列不良反应，如耳鸣、头晕、四肢末梢及口唇周围出现麻木等。该患者抗结核药物应用5周后出现耳鸣、口唇周围及四肢末梢感觉麻木等药物不良反应，及时调整用药，并嘱患者大量饮水，补充营养后症状逐渐缓解。护理上要加强药物知识宣教，让患者及家属掌握相关知识，如出现全身不适，应及时告知医护人员处理。

2 提出问题

(1)脊柱结核的临床表现和抗结核用药的原则是什么?

(2)脊柱结核的治疗方法有哪些?

(3)抗结核药物常见的不良反应有哪些?

(4)脊柱结核的并发症及术前、术后护理要点有哪些?

3 问题解答与辨证解析

脊柱结核是骨结核中最常见的一种，占骨关节结核的50%以上，其中腰椎结核发病率最高，其次是胸椎、胸腰段和腰骶段。脊柱结核在治疗上常选择抗结核用药结合手术清除植骨融合的方法。抗结核药物必须按疗程长时间服用，药物不良反应较多，常见药物性肝炎、转氨酶的升高、恶心、呕吐等胃肠道症状，以及四肢末梢或口唇周围麻木、耳鸣、耳聋等一系列的周围神经炎症状。

3.1 抗结核药物的不良反应及观察要点

①胃肠道不良反应：抗结核用药最常见的一种不良反应，一般为服药后恶心、呕吐，经休息和对症治疗后症状可以减轻或消失。②肝损害：发生较多，表现为转氨酶升高，多为可逆性，经护肝治疗可以恢复。③关节不良反应：表现为关节肿痛，并伴有血尿酸升高，轻者对症治疗可以缓解，重者停药后方能缓解。④肾功能障碍：血尿、腰痛。⑤神经系统的不良反应：出现周围神经末梢麻木、耳鸣、耳聋等一系列不适症状。⑥过敏反应：多为药物热、皮疹、过敏性休克等。

3.2 脊柱结核的临床表现

初期起病缓慢，症状不明显，患处仅有隐痛，常未引起重视，继而少气乏力，全身倦怠，夜间疼痛明显，脊柱活动障碍，活动后疼痛加剧。腰椎结核临床常见，腰疼是其常见症状，肌肉痉挛、活动受限是最早的体征。中期受累部位逐渐肿胀，出现午后潮热或低热、盗汗、失眠。后期窦道形成时流稀脓，或夹有豆腐花或干酪样物质，久则管口凹陷，周围皮肤暗紫，不宜收口。

3.3 抗结核药物的用药原则

早期、合理、联合、足量、规则、全程用药。不规则用药或过早停药，以及结核化疗方案不合理或药物反应处理不当，常导致治疗失败。为避免耐药菌株的产生，多选用2～3种抗结核药物同时应用，不但可以避免产生耐药性，还能增强疗效。骨与关节结核的疗程长，用药时间不宜过短。病变在膝、肘、腕、踝等小关节时，抗结核药物用药时间为1年左右；病变在髋、脊柱等大关节时，用药时间为2年以上。初次用药和手术治疗前后应集中用药，以后根据病情可逐渐改为间断用药，如隔日用药或每周2次用药。长期应用抗结核药物时，必须注意药物不良反应。短程抗结核用药至少6个月以上。

3.4 脊柱结核的并发症及护理要点

3.4.1 结核性脑膜炎

结核病的一种严重并发症，死亡率较高。严重的骨结核病变（如脊柱结核）可直接蔓延而引起结核性脑膜炎。临床表现包括头痛剧烈，呈持续性加重，恶心、呕吐呈喷射状，颈部强直等颅内压增高和脑膜刺激征，部分患者可有意识改变（如嗜睡、谵妄、昏迷等）。因此，当患者主诉头痛剧烈、恶心欲吐时，应详细检查头痛的性质、程度、持续时间及患者呕吐情况、神志变化等，并及时告知医生进行处理。

3.4.2 肢体瘫痪

当脊柱结核患者的脓肿及病灶压迫脊髓神经时，可出现肢体瘫痪。密切观察患者四肢感觉、运动及大小便情况。结核杆菌可通过血液、淋巴及局部蔓延等多种途径到达脊柱，引起病变，造成骨质破坏。翻身时注意保持脊柱平直，严禁病变部位扭曲。翻身不当可造成病理性骨折、截瘫。对于截瘫患者,需要注意预防压疮、泌尿系及肺部感染等并发症的发生。

3.4.3 混合感染

寒性脓肿破溃形成窦道时,由于患者全身抵抗力差,易合并其他细菌感染。应做好消毒隔离工作,如接触患者前后使用快速手消毒剂、换药前后减少人员流动、入住单人房间等,并注意观察窦道分泌物情况。必要时可行细菌培养,以便及时联合用药,控制感染的进一步发展。

3.4.4 营养不良

脊柱结核属于慢性消耗性疾病,因此要加强营养,嘱患者多进一些高热量、高蛋白、高维生素、易消化食物。每日保证足量蛋白质的摄入,首选牛奶。食欲欠佳的患者可少量多餐。鼓励患者尽量多进食,同时做好口腔护理以增强患者的食欲,忌食高脂肪及油炸食物。

4 知识要点

(1)脊柱结核的早期临床表现。

(2)抗结核用药的原则。

(3)抗结核用药的不良反应及观察要点。

(4)脊柱结核的并发症及护理要点。

5 总结

脊柱结核病程长,初期症状不明显,易误诊误治,导致症状进一步加重。抗结核药物规则、早期、合理、足量、联合应用,降低复发率。如果药物不良反应处理不当,导致病程延长或延误治疗,护士要及时进行用药指导及相关知识宣教,用药期间注意观察药物不良反应。对于脊柱结核造成骨质破坏的患者,需要卧床制动,掌握正确翻身的方法,预防病理性骨折等并发症的发生。

化脓性关节炎(引流管脱落病例)

1 典型病例

1.1 病例简介

患儿,男,10 岁,以"左膝部肿胀、疼痛、不能伸直 2 天"为主诉入院。既往无特殊病史。入院时患儿体温 38.9°,脉搏 100 次/分,呼吸 20 次/分。表情痛苦,膝部呈半屈曲位,膝关节肿胀,关节液增加,浮髌试验阳性,患肢末端血液循环、活动、感觉尚可。入院完善检查后,急行患膝关节穿刺取关节液送检。选择敏感抗生素,同时给予关节腔置管,持续关节腔冲洗。护理要点:①卧床休息,协助患者抬高患肢于功能位。②给予清淡、易消化、高蛋白饮食。③及时应用抗生素,以及降温对症治疗。④做好患者及家属的心理护理,消除恐惧情绪,鼓励患者配合治疗。⑤密切观察患肢肿胀、疼痛、皮肤颜色、温度等情况。⑥保持引流通畅,妥善固定引流管,观察引流液的颜色、数量和性质。⑦正确指导患肢功能锻炼。术后当日晚10时,患者体温逐渐下降至37.8℃,关节肿胀、疼痛有所减轻,患者渐入睡,晚11时护士巡视时,冲洗管输入顺利。为了不打扰患儿休息,没有检查膝关节局部情况和引流管情况。凌晨1:00巡视时,发现冲洗管输入缓慢,引流量相对较少,检查引流管缝合处敷料干燥,但患肢膝关节肿胀加重。立即报告医生,协助医生打开包扎敷料,发现引流管部分脱出和折叠,及时处理后,引流管持续冲洗。患者通过关节腔持续冲洗,全身应用抗生素,后期进行关节康复锻炼,局部肿痛消失,患肢置管处皮肤愈合良好,膝关节伸直10°~15°,屈曲约95°。20天后出院。

1.2 病例关键点

该患儿入睡后,不自主变换体位时被动牵拉引流管,致使引流管扭曲、脱落,导致引流不畅、冲洗液积聚于膝关节腔内;关节肿胀加重,关节腔内压力增大,冲洗速度减慢;引流管脱落导致引出量与输入量不符。告知医生及时处理,避免了不良后果的发生。

2 提出问题

(1)化脓性关节炎有哪些临床表现?关节腔持续冲洗的观察要点有哪些?

(2)化脓性关节炎常见的并发症有哪些?如何预防?

3 问题解答与辨证解析

化脓性关节炎是指关节部位化脓性细菌引起的感染。常见的病原菌为金黄色葡萄球菌,占85%以上。感染途径多数为血源性传播,少数为感染直接蔓延。常见于10岁左右儿童,最常发生在髋关节和膝关节,以单发关节为主。髋关节由于部位深,常被全身其他部位感染症状所掩盖,因而漏诊或延误诊断,影响关节功能。因此,临床上应早期发现、早期诊断、早期治疗,避免感染引起关节功能障碍和丧失。

3.1 化脓性关节炎的临床表现和关节腔持续冲洗时的观察要点

化脓性关节炎临床表现为急性发病,全身症状多表现为全身不适、食欲减退、恶寒发热,严重者出现中毒性休克、关节剧痛、红肿、活动受限等局部症状。治疗原则:早期诊断、及时处理,尽量保持关节功能。护理和观察要点:①灌洗输液瓶高于患肢60cm,引流袋低于患肢50cm,以保证灌洗的压差。②患肢膝关节置于功能位,膝下垫一软枕,以增大关节腔隙,使冲洗液灌注到整个关节腔。③冲洗管、引流管标识清晰,避免与其他管道混淆。④在冲洗早期,脓性栓子会堵塞引流管,每次更换冲洗液时快速滴入3～5分钟，以确保冲洗管道通畅。⑤定时巡视，密切观察患肢有无肿胀，伤口敷料是否干燥，冲洗管道是否通畅。⑥观察冲洗液与引流液量是否一致，观察引流液的性质。如果引流液持续血性、引流量大于冲洗量，提示有活动性出血的可能，立即告知医生。⑦及时更换引流袋，记录引流量。⑧严格无菌操作。

3.2 化脓性关节炎常见的并发症及预防要点

3.2.1 关节强直

化脓性关节炎多发于儿童，幼儿患者由于其生理特征、惧怕疼痛、贪玩、遵医行为欠佳、不了解后果等，常不能坚持锻炼。出院后家长对功能锻炼重视不够，督促不及时等均可导致不良后果的发生。在急性炎症期，为避免感染扩散、减轻疼痛、缓解肌肉痉挛，关节应置于功能位。关节周围炎性反应易发生组织粘连和关节僵直。因此，护理人员应做好宣教。急性炎症控制后，即开始关节的自主活动及轻度的被动活动，以恢复关节的活动度，减少或避免关节强直的发生；但亦不可活动过早或过多，以免症状复发。

3.2.2 化脓性骨髓炎

当化脓性关节炎未被控制时，炎症可穿破关节囊及皮肤形成窦道，或蔓延至邻近骨质，引起化脓性骨髓炎。预防要点：及时、足量、敏感抗生素应用，保证敏感抗生素有效的血药浓度。密切观察关节局部肿胀、皮肤颜色、温度等。急性期避免下床负重行走，同时增加营养，提高机体抵抗力，减少或避免化脓性骨髓炎的发生。

3.2.3 二重感染

化脓性关节炎多根据病情采用穿刺排脓、关节腔切开引流、关节灌洗等治疗方法，使关节腔与外界相通，从而增加了再次感染的风险。处理与护理过程中应注意无菌操作；关节腔冲洗治疗时，保持冲洗管清洁和伤口敷料干燥，如有脓液浸渍要及时更换；注意手部卫生。

4 知识要点

（1）化脓性关节炎的概念。

（2）化脓性关节炎的观察要点。

（3）化脓性关节炎常见并发症的预防与护理要点。

（4）化脓性关节炎的功能锻炼方法。

5 总结

关节冲洗引流是化脓性关节炎重要的治疗措施，持续冲洗时须保持管道足够长度和固定稳妥。定时巡视，观察切口敷料是否干燥，冲洗液与引流液的量是否相符，以及引流液的颜色等，尤其要注意观察引流管是否脱落于皮下（隐性脱管）；置管冲洗引流期间指导患者及家属自我护理知识，避免护理不当造成脱管或管道扭曲压迫。同时掌握并发症预防护理要点，避免关节强直、再次感染及化脓性关节炎的发生。

股骨下端骨肉瘤（自杀病例）

1 典型病例

1.1 病例简介

患者，男，27岁，以“左膝关节疼痛，夜间加重10天”为主诉求诊，门诊以“股骨下端肿瘤”收治入院。入院后给予穿刺活检，确诊为左股骨下端骨肉瘤，给予化疗。患者心理上不能接受，情绪悲观，护理上予以患肢制动、心理护理、饮食调护等。住院第7天夜间患者在床上无意间活动患肢，不当外力致病理性骨折。立即告知医生，给予夹板固定制动。但患者愧疚自责，情绪低落，住院第16天夜间5时，患者割腕自杀被护士发现后立即处理。护理要点：①做好心理护理，给予患者安慰、鼓励和帮助，密切关注患者情绪变化，及时消除患者及家属的恐惧情绪，使其密切配合治疗。②给予清淡、易消化饮食，根据病情补充营养。③观察外固定松紧度及肢体肿胀、感觉、血液循环、皮肤颜色、温度等情况。住院第3周后患者情绪逐渐稳定，能积极配合治疗护理；入院化疗1个月后行左股骨上端截肢术，术后给予抗炎及对症处理等治疗。伤口一期愈合拆线后出院，出院时患者情志平和，告知其出院后注意事项，以及下次化疗的时间、按期规范化疗的重要性。

1.2 病例关键点

骨肉瘤患者因骨质严重破坏，不当外力可致病理性骨折，从而导致瘤体包膜破坏。这一方面会加快肿瘤扩散，另一方面给治疗带来难度，增加术后复发率。该患者确诊后，心理上不能接受，加上患肢严重疼痛、影响睡眠，翻身时不当外力致病理性骨折。护士在患者入院后已告知其病理性骨折的严重后果，该患者既担心预后，又考虑经济问题，对治疗和生活失去信心，情绪消极悲观出现不理智行为。护士巡视病房及时发现、积极处理，避免了严重后果的发生。

2 提出问题

（1）股骨骨肉瘤预防病理性骨折的护理要点有哪些？

（2）股骨骨肉瘤易出现的常见并发症有哪些？如何预防？

3 问题解答与辨证解析

骨肉瘤是恶性程度较高的肿瘤，具有广泛的侵袭性，会严重破坏局部骨质，轻微外力也有可能发生病理性骨折。术前是否出现病理性骨折，直接决定了治疗方案、患者的费用和疾病预后。因此，患者入院后应给予卧床制动，翻身、起坐时均应小心，防止肌肉拉力作用致患者病理性骨折。

3.1 病理性骨折的护理要点

患者在扭动、翻身、起坐或下床时，有时甚至是无明显诱因，也可导致患肢突发肿胀、疼痛、畸形。因此，护理人员应严格检查患肢制动的措施，告知患者及家属患肢制动的目的和意义，提高患者的依从性。如果发现异常情况，应及时告知医生处理。

3.2 骨肉瘤易常见的并发症及预防要点

3.2.1 感染

股骨骨肉瘤临床治疗常采取假体置换术，该手术创伤大，术中、术后出血量较多，手术暴露时间较长，易发生骨肉瘤假体置换感染。预防护理要点：①术前2小时正确应用抗生素。②保持引流管引流通畅。术后引流不畅是造成感染的直接因素。由于手术创伤大，术后局部渗血、渗液多，术后需引流3～5天，直到无引流液引出后方可拔管。③及时观察患者体温变化。如体温大于37℃，应及时查看伤口情况。观察伤口周围有无渗液，及时更换敷料并保持伤口敷料干燥。④饮食调护，高蛋白、高热量、高维生素饮食，以增强机体抵抗力。

3.2.2 深静脉血栓

深静脉血栓是指血液在深静脉内非正常凝结，其属于下肢静脉回流障碍性疾病。血栓形成多发生于制动状态，发生肺栓塞(PE)后果严重。护理上常采取以下预防措施：假体置换的患者，术后麻醉恢复即进行主动肌肉收缩，踝关节用力跖屈背伸及伸屈足趾，必要时穿弹力袜，以促进患肢血液循环、减轻肢体肿胀和预防血栓形成。

3.2.3 血管神经损伤

患肢术后弹力绷带外固定，局部内出血较多时易压迫腘窝血管神经，出现末梢青紫、麻木、发凉、足下垂等症状。护士应密切观察，及时告知医生，早期处理。

3.2.4 化疗并发症

化疗是治疗骨肉瘤的常用方法。化疗药物在杀伤肿瘤细胞的同时，对正常细胞也有一定损害，易引起以下不良反应，如心脏、肝脏、肾脏等脏器损害。护理要点：观察和评估全身情况，及时采取防护措施，预防或减少化疗并发症的发生。

4 知识要点

(1)股骨骨肉瘤的概念。

(2)股骨骨肉瘤患者的术前、术后观察要点。

(3)股骨骨肉瘤常见并发症的预防与护理要点。

(4)股骨骨肉瘤患者的心理变化分期及护理要点。

5 总结

膝关节周围(股骨下端和胫骨上端)为骨肿瘤的多发部位,常见于11~30岁的青年人。由于膝关节复杂的解剖结构和恶性肿瘤的性质,骨肿瘤患者骨破坏后容易发生病理性骨折。约10%的骨转移癌患者可发生病理性骨折,主要见于下肢,股骨占61%。因此,确诊后应做好疾病自我护理知识指导和患者及家属的健康教育,患肢保持有效制动,预防病理性骨折非常重要。骨肉瘤患者在截肢前和出院后初次面对正常人和进行正常生活时,负性情绪会加重,这应引起医护人员和家人重视,尤其是在夜间,应避免意外发生。

骨肉瘤属于恶性肿瘤,具有一般肿瘤患者共同的强烈的负性心理反应。在诊断初期,患者的特征性表现为诊断冲击带来的急性痛苦。大部分患者持有怀疑、否认和绝望的态度。随之是烦躁不安期,同时伴有焦虑、忧郁、厌食、失眠、注意力不集中和日常活动中断等表现;一旦患者度过上述阶段,大多数可进入适应期,能接受新的信息、正视目前的问题、找出乐观的理由并付之行动。一般来说,患者在良好的医患关系及家庭社会支持下能快速调整自我,不需要药物来控制症状。如果患者适应肿瘤危机的表现超过了正常的心理反应而出现抑郁、痴呆、躁狂等症状,应做出适当的精神病学评估,以选择进一步治疗措施。

胸椎肿瘤(引流管堵塞病例)

1 典型病例

1.1 病例简介

患者,女,55岁,以“腰背部疼痛、活动受限半年,双下肢无力伴双侧腹股沟疼痛1个月”为主诉入院。既往有高血压病史。入院时神志清,精神可,纳眠欠佳,大便7~10天一次,小便正常,无发热、出汗等不适,体重减轻。长期卧床不能下地活动,腰部活动时疼痛明显加重,且伴有双侧腹股沟疼痛,腰骶部有明显叩击痛,放射性背部疼痛,无下肢放射痛。双侧胁肋、肚脐以下平面感觉迟钝,左侧胁肋较右侧疼痛明显。入院后完善各项检查,患者心电图显示慢性冠状动脉供血不足,空腹血糖为9.62mmol/L,血压为155/98mmHg,给予降糖、降压治疗。护理要点:给予心理护理,饮食调护,入院第3天上午大便7次,给予神阙、天枢、关元4个穴位贴敷治疗后好转。入院1周时小便无法自解,给予留置导尿。入院第10天在全身麻醉下行病灶清除内固定术,术后15小时患者突然出现双下肢感觉、运动消失,引流量术后15小时共320mL,疑引流管堵塞,立即行急诊手术探查。术中局部清理瘀血约1000mL,经过补血、补蛋白、抗生素、激素及脱水等联合治疗,右下肢小腿及左足底感觉恢复，双下肢无运动。出院时患者神志清，精神好转，饮食尚可，大小便不能自控，足趾有轻微活动，右下肢感觉恢复，左下肢感觉障碍。

1.2 病例关键点

脊柱肿瘤因其部位深、解剖结构复杂、手术难度大，手术治疗时间长，出血量多。术后引流管不畅导致脊髓压迫，引起脊髓变性坏死，其支配功能丧失，从而造成患者肢体活动障碍、大小便失禁。该患者突然出现双下肢感觉、运动消失，急诊手术探查，二次手术时发现硬膜囊外巨大血肿形成。脊柱肿瘤瘤体切除术后 24 小时，引流量通常为 500～1000mL。该患者术后 15 小时引流量共 320mL，短时间内局部血肿形成压迫脊髓，出现双下肢感觉、运动消失。

2 提出问题

（1）脊柱肿瘤引流管堵塞的早期临床表现及护理要点有哪些？

（2）脊柱肿瘤常见并发症与预防要点有哪些？

3 问题解答与辨证解析

脊柱肿瘤占全身骨肿瘤的 6%～10%，各种类型的骨肿瘤几乎都可以发生在脊柱，如骨肉瘤、骨样骨瘤、动脉瘤样骨囊肿，而转移性骨肿瘤则占脊柱肿瘤的 50% 以上。

3.1 引流管堵塞的早期临床表现及护理要点

引流管堵塞早期临床表现包括引流量突然或逐渐减少，双下肢疼痛加重，或恢复的感觉、运动功能丧失，切口周围有渗出或肿胀。预防要点：术后患者改变体位时，不能拖、拉、拽，应妥善放置引流管，防止引流管脱落；改变体位后检查引流管有无扭曲、受压；观察引流液的性质，如为浓稠的块状血性引流液，应及时告知医生；肿瘤患者的引流量较普通患者更大，不能因为引流量多而关闭引流管，应遵守出多少补多少的原则。

3.2 脊柱肿瘤常见的并发症与预防要点

3.2.1 脑脊液漏

多因术中损伤硬脊膜引起，如皮下伤口周围皮肤有隆起，触及有波动感，伤口敷料潮湿、血迹外有较宽的淡黄色晕圈（呈“月晕样”），更换敷料加压包扎后短时间内又出现上述情况，提示皮下有脑脊液；引流液稀薄、呈淡黄色，混合血液时呈淡红色，提示存在脑脊液漏。如出现上述情况，应及时告知医生。患者去枕仰卧，抬高床尾使其保持头低脚高位。消除可能引起腹压增高的因素（如咳嗽、尿潴留、便秘等），防止加重脑脊液漏。

3.2.2 泌尿系感染

转移性骨肿瘤占脊柱肿瘤的 50% 以

上，由于该病为消耗性疾病，患者抵抗力较低，并且肿瘤压迫致患者大小便失禁，常并发泌尿系感染。患者应多饮水，每日饮水量>2500mL。导尿时严格无菌操作，做好尿管护理，预防泌尿系感染。

3.2.3 压疮

患者皮肤弹性下降、大小便失禁等易造成臀部潮湿，从而导致压疮，每次便后用温水清洗局部。2~4小时翻身一次，骨突部位定时按摩，翻身时注意保持脊柱平直，以免发生压疮。

4 知识要点

(1)脊柱的解剖结构特点。

(2)脊柱肿瘤的临床表现。

(3)脊柱肿瘤的术后观察要点。

(4)脊柱肿瘤术后常见并发症的预防与护理要点。

5 总结

脊柱肿瘤侵袭强，手术创伤大，术中出血较多，术后引流量多为1000~2500mL。引流管不通畅，可形成血肿压迫脊髓，如果处理不及时，则会发生严重不良后果。护理要点：做好引流管护理，密切观察引流管通畅情况和引流量，并结合下肢症状变化进行评估；做好预防护理，避免严重不良后果的发生。同时观察和预防脑脊液漏、泌尿系感染、压疮等并发症，促进患者康复。

腰椎椎管内肿瘤（高血压危象病例）

1 典型病例

1.1 病例简介

患者，男，65岁，以“不明原因右下肢疼痛2年”为主诉入院，神清语利，发育正常，形体适中，强迫体位，体格检查合作，右下肢放射痛及臀部疼痛不适。诊断为腰椎椎管内肿瘤。平素血压高，自带降压药吲达帕胺片，完善检查后在全身麻醉下行腰椎椎管减压肿瘤切除活检内固定术。术后保持头低脚高位，观察患者生命体征、伤口渗血情况及双下肢血液循环、感觉及运动情况，以及引流液量和颜色。术后24小时引流管通畅，引流量为1100mL，疑似合并脑脊液漏。给予抬高床尾，常压引流，继续抗感染及对症治疗。嘱患者多饮水，清淡、富营养、易消化饮食，多食新鲜蔬菜和水果，保持大便通畅。适当加强患肢功能锻炼。术后第4天，24小时引流液400mL，引流液较清亮，间断关闭引流管。术后第7天，负压引流管通畅，未引出引流液，拔除引流管。患者神志清，精神欠佳，一般情况尚可，生命体征平稳，双下肢活动、血液循环良好。术后第9天，患者情绪烦躁，给予安定10mg肌内注射后安静。术后第10天，患者于

17时出现意识淡漠，反应迟钝急查心电图。17时15分，出现呼叫不应，意识淡漠，双侧瞳孔等大、等圆，对光反射不灵敏，血压195/105mmHg，体温36.7℃，脉搏84次/分，SPO_2 98%。遵医嘱给予甘露醇快速静脉输入，降压药物应用。紧急会诊，予颅脑CT检查。18时30分，神志清醒，呼之能应，呼吸平稳，给予安定10mg肌内注射。心电图显示慢性冠状动脉供血不足。颅脑CT未发现颅脑出血，转入ICU。在ICU治疗2天后转回病房，患者神志清，精神可，双侧瞳孔等大、等圆，对光反射灵敏，血压136/87mmHg，体温36.3℃，脉搏72次/分，氧饱和度98%。双下肢活动、感觉良好，肌力正常，双侧膝反射、踝反射正常，巴彬基氏征阴性。给予心电监护、吸氧、支持疗法、抗感染治疗，保持伤口干燥。于术后第17天拆线，共住院23天。出院时嘱患者继续卧床保持头低脚高位10天。观察伤口有无肿胀、腰部及双下肢疼痛情况。加强营养，清淡、富营养、易消化饮食。控制患者血压，防止血压再次升高引起高血压危象。

1.2 病例关键点

入院时患者血压高，给予降压药应用，测血压。术后血压稳定后，患者拒测血压，自认为血压正常，未口服降压药。术后患者身体状况逐渐恢复，正常饮食和输液治疗后，机体循环血量逐渐增加，血压恢复至术前水平。在血压升高且未服用降压药的情况下出现高血压危象，经积极治疗处理，未发生严重并发症。高血压危象如果不及时治疗，会有生命危险。

2 提出问题

(1)腰椎椎管内肿瘤的临床表现。

(2)高血压危象的临床表现及护理要点。

(3)腰椎椎管内肿瘤的并发症及护理要点。

3 问题解答与辨证解析

患者平素有高血压，由于术中出血及术后引流液较多，循环血量减少，术后初期患者血压平稳。随着出血的停止，身体状况的恢复，患者血压逐渐上升至高水平，未及时给予降压药，导致高血压危象的发生。

3.1 高血压危象的临床表现及护理要点

高血压危象是一种极其危急的情况，在不良诱因影响下血压常骤然升到200/120mmHg以上，出现心、脑、肾的急性损害。临床表现包括突然头痛、头晕、视物不清或失明、恶心、呕吐、心慌、气短、面色苍白或潮红、两手抖动、烦躁不安，严重者可出现暂时性瘫痪、失语、心绞痛、尿浑浊；更有甚者出现抽搐、昏迷。护理要点：①半卧位，安定情绪，吸氧。②迅速遵医嘱给予降压药、脱水剂及镇静药物。③建立静脉通路,滴注降压药物时严格给药剂量,调节滴速,防止血压骤降。④密切观察患者的血压、脉搏、呼吸、神志等变化,并填写特别护理记录单。

3.2 腰椎椎管内肿瘤的临床表现

腰椎椎管内良性肿瘤早期无特殊临床表现,只有当肿瘤瘤体生长到一定体积时才会对脊髓和神经根产生压迫,从而出现一些脊髓受压和神经根激惹症状,如腰背痛或根性痛。多数患者经对症治疗后可获部分或暂时缓解。腰椎椎管内恶性肿瘤发展快,可迅速出现脊髓和神经根压迫症状,通常可分为 3 期。①椎管肿瘤神经根痛期:发病的早期,主要表现为受压部位的刺激症状,最常见的症状是神经痛,疼痛常沿神经根分布区域扩展,多呈阵发性,咳嗽、喷嚏、用力大便等活动可使疼痛加重,“夜间疼痛与平卧位疼痛”是椎管肿瘤具有特征性的症状。②椎管肿瘤脊髓半切综合征:椎管内髓外肿瘤的特异性症状,随着肿瘤的增大,在原有症状的基础上逐渐出现脊髓传导束受压症状(如脊髓丘脑束受压可出现病变节段对侧以下的痛温觉减退或消失;后束受压可出现深感觉减退;运动传导束受累可产生同侧病变节段以下肢体的上运动神经元麻痹)。③椎管肿瘤脊髓完全受压期:病变的发展使脊髓实质出现横贯性损害,脊髓的病理改变也逐渐变为不可逆性,可出现肢体运动、感觉丧失,自主神经功能障碍、大小便功能障碍等。

3.3 腰椎管肿瘤的并发症及护理要点

3.3.1 脑脊液漏

常由手术损伤脑脊膜引起,引流液的性质稀薄、淡黄,混合有血时呈淡红色。出现上述情况应立即告知医生。患者去枕仰卧位,抬高床尾使其保持头低脚高状态;消除所有可能引起腹压增高的因素,如咳嗽和尿潴留。该患者手术后引流量多,色稀薄,应与正常的血性引流液相鉴别。

3.3.2 椎管内血肿压迫

椎管内肿瘤是生长于脊髓及椎管内和脊髓相邻近组织(如神经根、硬脊膜、椎管内脂肪组织、血管等)的原发性肿瘤及转移性肿瘤的统称。手术时因牵拉、剥离可造成一定程度的脊髓创伤。在引流液引流不畅时,血肿压迫脊髓,导致双下肢感觉、运动丧失。术后应注意观察双下肢的感觉、运动变化,如果患者主诉双下肢疼痛或麻木,应注意和术前症状相比较,以判断是否有血肿压迫脊髓。

4. 知识要点

(1)腰椎的解剖结构特点。

(2)腰椎管内肿瘤的临床表现及护理要点。

(3)脑脊液漏的观察及护理要点。

5 总结

脊柱肿瘤术中、术后出血较多,引流量较大,影响机体的有效循环血量。如果患者有高血压病史,血压波动时可能出现血压异常,甚至导致脑血管意外,因此,脊柱肿瘤合并心脑血管疾病的患者,围术期应严密观察生命体征的变化,防止意外发生。脊柱肿瘤术后常见脑脊液漏和椎管内血肿,应做好病情观察,及时采取预防护理措施,可减轻患者的痛苦,促进疾病恢复。

股骨头缺血性坏死(下肢深静脉血栓病例)

1 典型病例

1.1 病例简介

患者,女,78岁,以"右髋部疼痛、活动受限5年,加重6个月"为主诉收治入院。患者体形肥胖,有"高血压、高血脂"病史5年,3年前患脑梗死。入院时测体温36.5℃、脉搏80次/分、呼吸20次/分,血压160/95mmHg,右下肢跛行,右腹股沟中点有压痛,右髋关节外旋、内旋、外展、内收活动受限;右侧膝、踝关节活动好,末梢血液循环、感觉、运动正常。诊断:右股骨头缺血性坏死。入院完善相关检查,部分结果显示异常:甘油三酯2.90mmol/L,低密度脂蛋白4.08mmol/L。给予低脂饮食,应用降压药物,每日测2次血压。入院第4天,在全身麻醉下行右股骨头缺血性坏死人工全髋关节置换术。术后给予抗生素、活血化瘀及抗凝药物。护理要点:①严密观察生命体征变化。②抬高患肢,保持患肢外展中立位。③右下肢弹力绷带外固定,观察患肢末梢血液循环及感觉运动情况。④观察伤口渗血及引流管通畅情况。⑤给予清淡、易消化饮食。⑥正确指导患肢进行主动和被动功能锻炼,术后第2天应用CPM机。⑦抗凝治疗期间,观察有无出血倾向,并监测凝血四项。术后第3天开始练习床上坐起,术后第9天,患者主诉右小腿疼痛、轻度肿胀,下床后较甚,局部压痛明显,告知医生后立即给予彩色多普勒超声检查、静脉造影,显示下肢深静脉血栓(DVT)。给予抬高患肢并制动;测量比较健肢和患肢同位周径;遵医嘱给予低分子右旋糖酐、抗凝药物及溶栓药物等。治疗3天后,右小腿疼痛、肿胀明显减轻,1周后患肢症状基本消失,术后第22天患者病情好转,扶拐行走出院。

1.2 病例关键点

该患者系高龄,既往有高血压、高血脂及脑梗死病史,血液黏度高,股骨头缺血性坏死5年,术前长期卧床,活动能力下降。加上术中髓腔定位,髓腔内高压,增加了静脉血栓发生率。髋关节置换术后,患肢和全身锻炼强度较正常人小,下床行走锻炼时间晚,导致DVT的发生。

2 提出问题

(1)股骨头缺血性坏死的临床表现有哪些?

(2)DVT的临床表现与观察要点有哪些?

(3)股骨头缺血性坏死行人工全髋关节置换术后易出现的并发症是什么?护士如何早期发现及预防?

3 问题解答与辨证解析

血栓形成的三大要素是血流缓慢、血管内膜损伤和血液高凝状态,单一因素尚不能独立致病,2个或3个因素综合作用导致深静脉血栓形成,尤其是血流缓慢和高凝状态,常发生于长期卧床或术后患者。该患者高龄,体形肥胖,合并有高血压、高血脂病史,术前因患脑梗及髋关节病变,下肢活动明显减少导致血流缓慢;髋关节置换术中骨水泥的热损伤及化学性损伤均可能引起血管内膜损伤;术中和术后失血、血液浓缩或止血药应用均使血液成分改变,血液黏度增加,凝固性增高;术后患者卧床时间较长,肌肉的活动量减少,失去了肌肉泵的作用,下肢深静脉回流减缓。以上因素综合作用导致了DVT的发生。

3.1 股骨头缺血性坏死的临床表现

股骨头坏死早期临床症状不典型,常在拍摄X线片时被发现。髋关节或膝关节疼痛、髋部内收肌疼痛出现较早,呈持续性或间歇性疼痛。如果是双侧病变可呈交替性疼痛。疼痛程度早期多不严重,逐渐加剧,可在受到外伤后骤然疼痛。可伴有跛行、行走困难。早期髋关节活动可没有明显受限,随着疾病的发展,可有内收肌压痛,髋关节活动受限,其中以内旋及外展活动受限最为明显。

3.2 DVT的临床表现与护理、观察要点

临床表现有下肢肿胀、浅静脉怒张、沿深静脉的压痛、小腿感觉过敏或麻木、肌肉挤压痛及足背伸时小腿三头肌疼痛。因此,护理人员应掌握DVT的形成原因、临床表现,术前向患者及家属做好疾病相关知识宣教,术前鼓励患者主动进行肢体功能锻炼及向心性肢体按摩;术后麻醉消失后指导患者做踝、膝关节的主动和被动屈伸活动、股四头肌等长收缩等,以促进下肢静脉血液回流。观察评估患肢肿胀、疼痛情况,判断有无浅静脉怒张和肌肉深压痛,必要时测量双下肢相应平面的周径,若发现两侧下肢的周径相差1cm以上,应及时通知医生。

3.3 人工全髋关节置换术常见并发症及预防护理要点

3.3.1 感染

感染是人工髋关节置换术后严重的并发症,多发生在术后3个月内。临床表现:发热、髋部疼痛、切口出现红肿或渗

出。预防措施：①术前做好全身情况检查评估，排除体内易感因素和潜在感染病灶，并在术前彻底治愈原有病灶，如甲沟炎、呼吸道感染、牙周炎等。②关注高危人群：如贫血、肥胖、服用激素、糖尿病等患者。患者如有糖尿病病史，应将血糖控制在正常水平，贫血及体质虚弱者给予支持疗法。③保持引流管通畅：术后常规引流48～72小时，避免引流管扭曲、受压或堵塞，防止血肿形成；血肿可损害周围软组织，是术后发生感染的重要因素。④规范围术期抗生素的应用。⑤观察体温变化和切口情况，发现异常及时告知医生给予处理。

3.3.2 髋关节脱位

引发术后髋关节脱位往往是综合作用的结果，如术后搬运不当、下床时髋关节过伸、外旋，或翻身时患髋内收、内旋，下蹲或髋关节过度屈曲时引发；术后早期容易出现髋关节脱位，尤其是手术后麻醉作用尚未消失时，肌肉处于松弛状态，搬动患者容易发生脱位。因此，术后正确搬动患肢，卧位时注意保持患肢外展中立位，亦可穿丁字鞋制动患肢，放置便盆时从健侧置入，术后双下肢不可交叉、盘腿，避免患肢内收或过度外展致使假体脱位造成手术失败。如发生脱位应立即制动，以减轻疼痛和防止发生血管、神经损伤。

4 知识要点

（1）股骨头缺血性坏死的概念。

（2）股骨头缺血性坏死的临床表现。

（3）股骨头缺血性坏死行全髋关节置换术常见并发症的预防与护理。

（4）股骨头缺血性坏死行全髋关节置换术的功能锻炼方法。

5 总结

DVT是人工全髋关节置换术患者术后常见的并发症，是一种静脉内血凝块阻塞性疾病，血栓脱落可引起肺栓塞而危及生命。对于DVT的形成应以预防为主，术前对患者做全面的评估，对高危人群做好筛查，术后预防性应用抗凝药物。确诊为DVT后，遵医嘱给予溶栓及抗凝药物，并严密观察用药后反应，以防栓子脱落和出血倾向的发生。同时，对于全髋关节置换术后患者，严密观察全身和患肢情况，正确搬动患肢，保持正确体位，避免不良姿势，避免其他并发症的发生。

股骨骨不连（腓总神经卡压综合征病例）

1 典型病例

1.1 病例简介

患者，男，43岁，以“右股骨骨折内固定术后，骨折不愈合1年2个月”为主诉收治入院。既往无特殊病史，入院时生命体征平稳，右下肢末梢血液循环、感觉、活动好，足背动脉搏动好。诊断：右股骨骨折术后骨不连。完善相关检查后，行右股骨中段骨不连并骨质缺损内固定取出、锁定板固定、髂骨植骨术，术后伤肢末梢血液循环、感觉及活动好，给予抗生素及活血化瘀药物。护理措施：①严密观察生命体征变化。②抬高患肢，观察患肢末梢血液循环、感觉、运动及刀口引流情况。③加强营养，进食清淡易消化食物。④主动和被动进行患肢关节功能锻炼。⑤观察髂部刀口渗血、渗液情况，在患者咳嗽、打喷嚏时，按压髂部刀口，防止牵拉刀口引起疼痛。术后2周刀口愈合，拆线后患肢行单髋人字石膏外固定。石膏固定约30分钟左右，患肢小腿前外侧和足背感觉麻木，踝、趾关节背伸活动无力，立即报告医生，给予患膝外后方石膏开窗3cm×5cm，加强患肢功能锻炼，约15分钟后症状缓解，患肢末端血液循环、活动及感觉恢复正常，次日患者出院。

1.2 病例关键点

腓总神经在腓骨颈处，位置表浅固定，腓总神经深面紧贴腓骨，此处骨折或外固定时易出现腓总神经受压。该患者行髋人字石膏固定后30分钟左右，出现患肢小腿前外侧和足背感觉麻木，踝、趾关节背伸活动无力等腓总神经卡压综合征的表现，护士发现后告知医生，及时给予石膏开窗解除腓总神经压迫，未造成腓总神经损伤。

2 提出问题

（1）腓总神经卡压的早期临床表现与护理、观察要点有哪些？

（2）股骨骨不连术后的常见并发症及预防措施有哪些？

3 问题解答与辨证解析

腓总神经属坐骨神经分支，于腘窝上方自坐骨神经分出，绕过腓骨小头而至小腿前部，分布于小腿外侧面，然后分为腓浅神经和腓深神经两终支。腓总神经是小腿前、外侧肌群的运动神经，也是小腿和足背的主要感觉神经。由于腓总神经在腓骨颈外位置表浅，与周围组织关联紧密，移动度小，神经粗大，加之神经内侧又有坚硬的骨性结构，是腓总神经容易受卡压的解剖学原因。下肢石膏固定后，如果石膏固定过紧或塑形后局部压迫，均可造成腓总神经的卡压，出现小腿及足背感觉，踝、趾关节运动障碍的一系列症状。

3.1 腓总神经卡压早期临床表现及护理、观察要点

腓总神经卡压早期表现为患肢小腿前外侧和足背感觉减退、麻木，踝、趾关节背伸活动无力。护理要点：下肢行石膏外固定的患者，操作前在膝部、腓骨前缘加软垫给予妥善保护，石膏固定后护士加强巡视，认真倾听患者主诉，评估石膏固定的松紧，严密观察患肢末梢感觉、血液循

环、活动情况,并与固定前做比较,发现问题及时告知医生进行调整处理。

3.2 股骨骨不连术后易出现的并发症及预防要点

3.2.1 关节僵直

骨不连术后,为保证折端的稳定,内外固定时间均长,并且膝关节屈伸活动开始较晚,易发生关节僵直。因此,手术当天即进行有效的肌肉功能训练及固定外的关节活动,及时消除患者的恐惧心理,使其积极配合患肢和全身功能锻炼,中后期结合X线片根据骨折端稳定和骨折愈合情况,及时进行膝关节伸屈锻炼,减少膝关节僵直的发生。

3.2.2 钢板断裂

股不连患者出现钢板断裂的原因常见于跌倒及下肢的过早、不当负重。过早负重使骨折端遭受不当应力,可造成新生骨痂的破坏,引起钢板疲劳断裂;跌倒造成的暴力可直接导致钢板的断裂。因此,术后护士应根据病情做好防跌倒知识宣教及下床扶拐和负重行走方法。避免过早负重和不当负重。应在术后6~10周骨折端优质骨痂大量形成、关节活动范围有所恢复时,方可逐渐进行患肢负重站立和行走。

3.2.3 再次骨折

骨不连患者因骨折端迁延不愈,生活活动能力均下降,多合并骨质疏松,如果术后过早拆除内固定,锻炼时用力过度均可导致再骨折。因此,在进行功能锻炼时,既关注骨折端的骨痂生长情况及骨密度的检查结果,又不能擅自活动,切忌急于求成,盲目锻炼,首次锻炼应在医生指导下进行,被动锻炼以患者能忍受为度,鼓励患者主动锻炼。

4 知识要点

(1)腓总神经的解剖特点。

(2)腓总神经卡压综合征的概念。

(3)腓总神经卡压早期的临床表现及护理要点。

(4)股骨骨不连患者石膏固定后的观察要点。

(5)股骨骨不连患者的功能锻炼方法。

5 总结

骨不连患者骨折端血液循环差,骨痂生长迟缓,内固定后骨折愈合时间长,为保证骨折端稳定,术后需要辅以一定时间的外固定,髋人字石膏是临床经济有效的外固定方法,石膏固定塑形过程中,如果石膏固定过紧或塑形手法不当引起局部凹陷,可造成腓总神经卡压,继而出现一系列症状。如果处理不及时(超过2小时),可造成永久性神经损伤。因此,下肢石膏外固定后,应严密观察骨突部位是否受压及患肢末梢血液循环、感觉、运动情况,尤其应关注患肢小腿前外侧及足背皮肤感觉及踝、趾关节活动情况等,发现异常立即报告医生及时处理。关节僵直、再次骨折、钢板断裂为骨不连术后常见的并发症，护理上应做好健康教育，采取有效预防护理措施，减轻患者病痛，促进疾病早日康复。

下颌骨骨折（张口活动受限病例）

1 典型病例

1.1 病例简介

患者，男，19 岁，以“下颌骨骨折切开复位内固定术后 8 周，张口受限 6 周渐加重”为主诉入院。患者于 8 周前在当地医院行下颌骨骨折切开复位内固定术。现因张口活动受限渐加重，入住我科。入院时患者神志清，精神不振，情志抑郁，门牙处张口度 1 横指。遵医嘱采取以下护理措施：①心理疏导，介绍有效的治疗方法及预后，增强治疗信心，消除抑郁情绪。②进食清淡易消化富含营养的软食，适当进食耐咀嚼的食物，增强咀嚼强度。③局部热敷后用开口器辅助行张口功能锻炼。④口腔护理。⑤进行健康宣教，讲解功能锻炼的重要性。2 个月后患者张口度达 2 横指，功能基本恢复，3 个月后张口度达 3 横指。

1.2 病例关键点

下颌骨骨折后，由于骨折的移位、咀嚼肌的反射性痉挛和运动失调、疼痛肿胀等原因，易使颞颌关节功能受限。骨折复位后限制关节功能运动，可使关节腔内粘连加重，若不尽早正确进行关节功能锻炼，日久导致咀嚼肌挛缩，影响张口度。此患者下颌骨骨折术后患者及家属对功能锻炼的重要性认识不足，未及时进行正确的张口功能训练，并且未及时复诊，导致张口度明显受限。

2 提出问题

（1）下颌骨骨折的临床表现及护理要点有哪些？

（2）下颌骨骨折常见的并发症有哪些？如何发现及早期预防？

3 问题解答与辨证解析

颞颌关节位于外耳道前，由颞骨下颌凹、下颌骨髁状突、关节囊及韧带组成。外伤骨折，气滞血瘀，络脉不通，致筋脉挛缩，关节活动受限。而骨折复位固定后张口功能恢复，需要通过循序渐进的张口功能锻炼实现，因此，早期正确的张口锻炼不但不会影响复位的效果，还有利于张口功能的恢复。

3.1 下颌骨骨折临床表现及护理要点

下颌骨骨折的临床表现：局部肿胀、错颌畸形、牙齿松动、舌底瘀血、张口受限。骨折后应早期复位固定，同时配合功能锻炼，以恢复张口及咬合功能。护理要点：①病情许可时取半卧位，以减轻局部肿痛。②严密观察生命体征。③注意观察牙齿咬合、开闭口、口腔黏膜、皮肤感觉及疼痛情况。④做好口腔护理,可用甲硝唑与生理盐水交替漱口,保持口腔清洁,合并口腔溃疡者及时正确处理溃疡面。⑤饮食护理:术后第1天可进低温流质饮食,以减少伤口出血。术后第3天进半流质饮食,1周后进软食,逐渐恢复普食。⑥功能锻炼:早期行张口功能锻炼,可促进静脉、淋巴回流,以利肿胀消退;进行咬合力训练,术后第1天即可指导患者做上下牙齿轻微咬合运动,每日3~5次,每次5~10下,逐日增加咬合次数;术后第7天即可指导患者行颞颌关节主动或被动功能锻炼,主动张口后使用木筷辅助增加张口度,必要时用开口器辅助开口功能锻炼,达到最大幅度后停留数分钟,再进行下一个张口练习。每日2~3次,每次10~15下,强度和次数根据患者耐受度逐渐增加;后期可适度增加咀嚼活动,促进颞颌关节功能恢复。锻炼时注意力度,避免用力过猛,引起再损伤。

3.2 下颌骨骨折常见的并发症及护理要点

3.2.1 窒息

严重下颌骨骨折时,可因喉头水肿、血肿、舌后坠、分泌物的阻塞、喉痉挛、敷料包扎过紧等压迫气道而发生窒息。窒息的临床表现:其前驱症状为烦躁不安、出汗、口唇发绀、鼻翼翕动和呼吸困难,严重者出现三凹征。护理时注意及时清除患者口、鼻腔及咽喉部异物,保持呼吸道通畅。备舌钳、开口器、气管切开包等急救物品。

3.2.2 颅脑颈椎损伤

严重颌面外伤患者往往合并有颅脑或颈椎损伤,对于疑似颅脑损伤的患者,应尽量减少搬动,严密观察患者的神志、瞳孔的变化,有无喷射性呕吐,剧烈头痛,有无脑脊液的外漏或颅内出血,并做好记录。对于疑似颈椎损伤的患者,搬动时要注意保护颈椎,并严密观察病情变化。

3.2.3 大出血

由于面部血管丰富,外伤时易引起大出血,严密观察伤口出血及生命体征变化,必要时行指压止血、包扎止血、填塞止血等方法紧急止血。

3.2.4 局部及邻近器官肿痛不适

由于颌面部解剖结构特点,一个部位的创伤可致邻近组织器官的反应,应加强眼、鼻腔的护理,保持眼、鼻部的清洁。对于鼻腔有渗出、出血的患者,应警惕有无脑脊液鼻漏的发生。

3.2.5 伤口感染

因颌面部窦、腔多,血运丰富,开放性骨折时细菌易在窦、腔内繁殖,窦、腔内感染不易引流,极易引起颅内感染。护理上加强伤口护理,保持敷料清洁干燥,防止分泌物、呕吐物及进食的食物污染伤口,如有伤口污染应及时更换敷料;同时做好口腔护理,预防口腔感染。

4 知识要点

(1)颞颌关节的解剖结构特点。

(2)下颌骨骨折的临床表现及护理要点。

(3)下颌骨骨折常见的并发症及预防要点。

(4)下颌骨骨折术后的功能锻炼方法。

5 总结

下颌骨骨折后,由于骨折的移位、咀嚼肌的反射性痉挛和运动失调、疼痛肿胀等原因,患者常表现为张口受限,不敢咬硬物,影响正常的进食、咀嚼、吞咽功能;后期常因瘢痕挛缩,纤维组织增生致颞颌关节强直而张口受限。治疗原则是使骨折断端精确复位和固定,恢复原有的咬合关系,张口度至少达到35mm。及时有效的功能锻炼可恢复颞颌关节的功能,有助于营养摄入,也有利于口腔卫生。若不及时进行关节功能锻炼,导致咀嚼肌挛缩,使开口度进一步受限。青少年患者由于惧怕疼痛,常不能及时配合功能锻炼,最终导致关节强直。护理上应向患者做好健康宣教,制订详细的护理康复计划,督促协助患者认真落实,预防关节强直发生;下颌骨骨折易合并颅脑或颈椎损伤,可能并发窒息和大出血,需要进行全面的病情观察,采取积极的护理措施;颌面部伤后并发的感染可蔓延至颅脑及相邻器官,引起颅脑感染及其他器官感染,应做好伤口护理,保持口腔清洁。

强直性脊柱炎(肝肾功能损害、血细胞降低病例)

1 典型病例

1.1 病例简介

患者,男,36岁,农民,以"双髋关节交替间断疼痛约10年,发热、食欲缺乏、恶心、乏力10天"为主诉入院。患者曾间断口服正清风痛宁、柳氮磺吡啶、雷公藤等药物6余年,症状时轻时重。该患者半年前以"强直性脊柱炎"为诊断住院治疗,行理疗、牵引,口服柳氮磺吡啶肠溶片、醋氯芬酸片等药物,4周后症状明显减轻出院。出院时嘱其继续遵医嘱服用柳氮磺吡啶等药物,向患者讲解院外用药及定期血液复查等注意事项,并嘱患者1周后回院复查。患者系外地人,加上10年四处求医,经济拮据,出院带药用完后无其他不适,即在当地购买同样的药物继续服用,未按要求到医院复查,医生打电话随访未取得联系。3个月后患者出现乏力、低热、不思饮食、面色发黄,再次就诊。入院时神志清,精神不振,面色萎黄,自感乏力,恶寒,食欲缺乏,恶心,大便稀溏。舌质淡,苔白腻,脉沉细。化验检查显示:肝功能异常、全血细胞减少。予以保肝药物及输血等治疗。护理要点:①保护性隔离。②辨证施膳:此证属脾肾阳虚,毒邪瘀滞型,宜进健脾温肾、疏肝和胃之食物,少食多餐,如山药、白术、豆蔻、益智仁、砂仁、肉桂等。③心理疏导,介绍本病发生的原因,治疗方法及预后,消除患者及家属的恐惧情绪,使其密切配合治疗。④密切观察病情变化。⑤健康教育,提高患者就医依从性。再次重点强调患者严格遵医嘱用药,讲解药物的作用及不良反应、用药注意事项、定期复查或有特殊不适时及时就医的必要性。经系统治疗护理3周后症状明显改善,检验指标基本恢复正常,患者主动要求出院。

1.2 病例关键点

治疗强直性脊柱炎的药物对肝脏、肾脏、胃肠道、骨髓均有影响。此患者因强直性脊柱炎急性发作经住院治疗后症状减轻,出院带药服完后自行购买同样的药物并长期服用,未及时复查并根据病情调整药物,导致肝功能损害和全血细胞减少。

2 提出问题

(1)治疗强直性脊柱炎常用药物有哪些?其主要的作用及不良反应是什么?如何做好预防护理?

(2)强直性脊柱炎常见的并发症有哪些?如何预防?

(3)强直性脊柱炎患者如何进行康复训练?

3 问题解答与辨证解析

强直性脊柱炎是一种慢性进行性炎性疾病,主要侵犯骶髂关节、脊柱骨突、脊柱旁软组织及外周关节,并可伴发关节外表现。目前,治疗主要以药物治疗为主,病情稳定后需继续服用药物较长时间以巩固疗效,特别是控制病情药物应长期应用1~3年。患者久服药物,药毒易蓄积于体内,气机受阻,血行不畅,毒瘀互结致肝功能异常。脾胃为后天之本,主运化水湿及受纳、腐熟食物;肾为先天之本,主一身之阴阳,脾肾阳虚,不能温煦肌体,脾运受阻,不能升清降浊,故见精神不振,面色萎黄,语音低微,自感乏力,恶寒,食欲缺乏,恶心,大便稀溏。

3.1 治疗强直性脊柱炎常用药物的作用及不良反应

3.1.1 非甾体抗炎药

非甾体抗炎药主要有双氯芬酸钠缓释胶囊、美洛昔康胶囊、尼美舒利分散片等。这一类药物可迅速改善患者的腰背部疼痛和发僵,减轻关节肿胀和疼痛,增加活动范围。非甾体抗炎药不良反应中较多的是胃肠道不适,少数可引起溃疡;其他较少见的有头痛、头晕,肝、肾损伤,血细胞减少,水肿,高血压及过敏反应等。部分药物可造成不同程度的水钠潴留,如有肾疾患、高血压、心力衰竭和肝病患者应慎用,护理工作中尤应注意观察患者尿量,及时了解肾功能情况。特别对老年患者及有高血压病史及消化道溃疡的患者,护士应关注血压、大便颜色变化。告知患者此类药物需在饭后服用或选用肠溶片剂,以减轻胃肠道反应。

3.1.2 抗风湿药

抗风湿药主要有柳氮磺吡啶、甲氨蝶呤、来氟米特等。此类药物共同不良反应为消化道不适、肝肾损害、血细胞减少。其中柳氮磺吡啶可使男性精子减少及形态异常,停药可恢复,磺胺过敏者禁用,准备生育的男性、妊娠女性、哺乳期女性禁用。甲氨蝶呤的主要不良反应是可能引起骨髓抑制、脱发、恶心、呕吐和口腔炎等。甲氨蝶呤经静脉注射时易发生静脉炎,如果药物渗入皮下即可造成组织坏死,所以,静脉滴注时应严密观察局部情况,怀疑药物外渗时及时更换输液部位。观察患者的面色及皮肤情况,如有贫血、出血等现象,及时告知医生。

3.1.3 糖皮质激素

此类药物是抗风湿的常用药,不良反应多,如向心性肥胖、骨质疏松、消化性溃疡等。应严格掌握适应证,注意观察药物的不良反应,不可突然停药,应逐渐减量,教育患者严格遵医嘱用药,不可自行增减药量。

3.1.4 植物药

植物药主要有青藤碱、白芍总苷。青藤碱为植物青风藤的提取物,注意观察有无皮肤瘙痒、皮疹等过敏反应,少数患者出现白细胞减少。白芍总苷:不良反应少,注意观察有无大便次数增多、腹痛、食欲缺乏等。

3.1.5 生物制剂

英夫利西单抗,商品名为“类克”,是抗肿瘤坏死因子的单克隆抗体,本品的不良反应有继发感染、严重过敏反应及狼疮样病变等。依那西普,商品名为“益赛普”,是一种重组的人可溶性肿瘤坏死因子受体融合蛋白,本品主要不良反应为继发感染。用此类药物前应详细询问患者有无慢性疾病,如是否患过结核、肝炎,近期有无感冒、发热等,用药后注意观察局部情况,告知患者注意保护性隔离,尽量不到人员集中场所,尤其是感冒及腹泻等流行病流行季节,天气变化时及时增减衣服,防风寒。

3.2 强直性脊柱炎常见的合并症及预防

少数强直性脊柱炎患者表现为持续性疾病活动,并在早期出现严重残疾。表现为脊柱变形,髋关节强直,全身表现有发热、疲劳、消瘦、贫血、内脏器官受累等。其中,髋关节受累及脊柱完全强直是功能障碍的主要原因,使患者出现自理能力下降,影响生活质量。护理上除认真观察病情变化、重视关节活动外,还需做好以下护理:①根据患者接受能力以多种形式为患者提供自护知识,以提高患者的认知能力。②患者在站立、行走、坐卧时注意保持各种正确姿势,定期测身高,以及时发现脊柱有无畸形或畸形是否加重。③根据病情进行适宜的功能锻炼,急性期以床上锻炼为主,主要加强四肢肌力的锻炼,每天至少行 1 ~2 次各关节最大活动范围的屈伸活动,稳定期以下床功能锻炼为主,在肌力锻炼的基础上加强关节功能的康复训练。详见“强直性脊柱炎康复锻炼操”。④因本病是一种慢性消耗性疾病，应根据证型辨证施膳，饮食上增加蛋白质、维生素，微量元素钙、铁等富含营养的食物摄入。⑤告知患者早期规范治疗的重要性，取得患者和家属的理解和配合，利于早期控制病情进展，降低致残率，提高患者的生活质量。

3.3 强直性脊柱炎康复锻炼操

3.3.1 卧位操

适于急性期关节疼痛严重、活动受限的患者。具体做法如下：

患者去枕平卧于床上，平静呼吸。

第一节：股四头肌、腓肠肌锻炼，收缩、舒张缓慢进行，坚持6秒，计为1次，10次为1组。

第二节：尽量屈膝抱于腹前，坚持10秒，然后伸展膝部，计为1次，10次为1组。

第三节：直腿抬高至45°，坚持10秒，缓慢放下，计为1次，10次为1组。

第四节：飞燕式腰背肌锻炼，坚持6秒，初始练习2~3个，逐天增加次数，因人而异。

第五节：患者直坐，双手平举，尽量屈髋够双足，坚持6秒，10次为1组。

注意：每日根据耐受性练习2~3次。

3.3.2 站立康复操

适合所有脊柱关节病患者康复治疗。具体做法如下：患者两腿分开站立，与肩同宽，两上肢自然下垂，平静呼吸。

第一节：颈部运动。前俯后仰，两侧摆动，左顾右盼，双手抱颈，颈部后伸。

第二节：扩胸运动。两上肢屈曲，胸部向两侧扩展两次，两上肢外展翻腕并向后扩展两次，同时，腿呈弓状，左右交替。

第三节：旋体运动。两上肢平举，胸部向一侧连转2下（一次比一次幅度大），同时腿向侧方跨半步，另一侧相同。

第四节：侧体运动。一手叉腰，另一手举过头。先向左侧弯两下，同时左腿向左跨半步。另一侧相同。

第五节：转体运动。双上肢向两侧平举，同时下肢向左跨半步，先向左转身绷腿弯腰，右手指左脚尖，起身。然后再向另一侧。

第六节：伸展运动。两上肢向两侧平举外展，左腿向外跨半步，双上肢向上高举，同时腰扭向左侧，另一侧相同。第二遍时，下肢向后跷起。

第七节：屈曲运动。上肢向外展，在向下屈曲，握拳平头，然后双手叉腰，双腿下蹲。

第八节：抬腿运动。双上肢轻松外展。同时交替抬高双腿。

注：每节做2个8拍。每日做2~3次。

4 知识要点

（1）强直性脊柱炎的概念。

（2）强直性脊柱炎的主要治疗方法及护理措施。

（3）强直性脊柱炎的常用药物。

（4）常用药物的作用、不良反应及注意事项。

（5）强直性脊柱炎常见的并发症及预

防要点。

（6）强直性脊柱炎患者的康复训练。

5 总结

强直性脊柱炎是一种慢性、进行性、炎性疾病，以中轴关节病变为主，主要累及脊柱和髋、骶髂关节等，最终引起脊柱变形、髋关节僵直等。患者长期受病痛折磨，并且需要长时间用药，甚至终身需药物控制。临床治疗的目的，通过早期规范药物和物理治疗，达到缓解疼痛，延缓或控制关节病变，但此类药物不良反应多，因此，护理上要做好患者及家属用药和自护知识指导，制订个性化的用药方案，并指导正确用药，告知不能随意停药和减量，避免停药导致病情反复或加重；用药过程中及时评估患者全身情况，检查肝、肾功能，预防肝、肾损害，减少药物不良反应，提高生活质量。

脊柱侧凸（输液速度相对过快加重心脏负荷病例）

1 典型病例

1.1 病例简介

患者，女，23 岁，农民，以“脊柱畸形 10 年余，加重 5 年”为主诉入院。门诊以“脊柱侧后凸畸形”为诊断收住入院。X 线片示：脊柱胸腰段向右后方侧弯畸形，胸腰段 Cobb 角约 96°，侧后凸明显，矢状面 Cobb 角约 70°。患者精神、饮食、睡眠好，体温 36.5℃、脉搏 100 次/分、呼吸 25 次/分、血压 120/80mmHg，二便正常。双肩不等高，胸腰椎明显侧后凸畸形，两侧肌肉不均衡，右侧突起明显，呈剃刀背畸形，左侧肋部皱褶明显。入院后完善各项检查，对抗牵引 1 周后，行脊柱侧后凸截骨矫形植骨内固定术。术后给予心电监测，持续低流量氧气吸入，严密观察生命体征变化，输液过程中患者出现轻度的心悸、胸闷、气短，及时告知医生，给予加大氧流量，急查心电图，结果显示与术前无明显变化，申请会诊，会诊后疑胸廓畸形造成胸腔容积减小，影响心肺功能；嘱继续观察病情变化，持续氧气吸入，控制液体滴速 40 滴/分，并保持病房安静，嘱患者放松心情，指导患者深呼吸，减少疼痛等各种不良刺激，次日胸闷、气短症状较前有所缓解。围术期采取以下护理措施：①做好患者健康教育，加强营养，增强体质，预防受凉感冒。②做好对抗牵引的护理，观察患者的生命体征和其他不适。③由于胸廓畸形，脏器发育不良，心肺功能常有不同程度的受限，完善术前心肺功能的评估。④做好术前适应性锻炼，每日练习俯卧位独立翻身技巧，练习床上大小便，术前 1 天指导患者行配合口令的“勾脚”运动，利于配合术中脊髓唤醒试验等。⑤指导并鼓励患者肺功能的锻炼，如深呼吸、吹气球、吹水封瓶、做扩胸运动等；进行双下肢的功能锻炼。⑥术后严密观察病情变化，及时监测生命体征，观察二便及双下肢感觉运动。⑦定时翻身，预防压疮的发生。

患者2周拆线后好转出院。

1.2 病例关键点

脊柱侧凸畸形患者，畸形的胸廓使肺的通气量减少，心脏受到挤压使其正常的循环功能减退，在疾病缓慢发展过程中，心肺功能逐渐适应该病理畸形；手术全麻影响肺通气量，术后胸廓的改变导致心肺失去原有的形态依赖而引起不适。该患者静脉输液治疗时输液速度调节为常规滴数时，即感到心悸、胸闷、气短，通过及时调整输液速度、吸氧、减少不良刺激后症状缓解。

2 提出问题

(1)脊柱侧凸的临床表现有哪些?

(2)脊柱侧凸术前护理要点有哪些?

(3)脊柱侧凸常见的术后并发症是什么?

3 问题解答与辨证解析

脊柱侧凸是指人在直立位时，脊柱在额状面出现偏离脊柱中线的凹凸弧度。脊柱侧凸是一种病理性姿态，Cobb 角超过20°有临床意义。脊柱畸形有3种基本类型：脊柱前凸、后凸和侧凸，以侧后凸较为常见。脊柱侧凸可使脊柱的正常解剖发生改变，导致：①椎体、棘突、椎板及小关节的改变。②肋骨发生改变。③椎间盘、肌肉及韧带发生改变。④胸廓内脏器形态发生改变，影响心功能和肺活量。肺功能的下降与下列因素有关：①肌肉功能，如麻痹性侧凸患者的肺活量比 Cobb 角相同的肌肉正常的患者少得多。②胸廓畸形，尤其是胸前凸对肺功能影响更大。③胸廓的弹性下降。

3.1 脊柱侧凸临床表现

脊柱侧凸患者多有全身发育不良，躯干瘦小，体力弱；主要体征是外观畸形，双肩、双髋不等高，严重者可出现“剃刀背”畸形；胸廓畸形可引起内脏功能障碍，心肺功能下降，出现腰背部疼痛，甚至神经受压症状，如会阴区麻木，大小便功能障碍，下肢疼痛、麻木、无力，进行性加重，甚至出现痉挛性瘫痪。脊柱侧凸患者的肺总量和肺活量较正常人减少，严重侧凸患者的动脉血氧分压降低。

3.2 术前护理要点

①评定患者的心肺功能及脊柱的柔软程度，行脊柱对抗牵引，做好脊柱牵引的护理，以增加脊髓的耐受性和松弛椎旁肌肉。②做好患者健康教育，加强营养，增强体质，防受凉感冒。③做好术前适应性锻炼，每日练习俯卧位及独立翻身技巧，练习床上大小便。④指导并鼓励患者肺功能的锻炼，如深呼吸、吹气球、吹水封瓶、做扩胸运动等。⑤术前1天指导患者行指令下“勾脚”运动，利于配合术中脊髓唤醒试验等。

3.3 脊柱侧凸术后的并发症预防及护理

3.3.1 血容量不足

术后严密监测患者的心肺功能，脊柱

侧凸矫形手术创伤大，手术时间长，术中出血量一般为600～800mL，术后引流量可达200～400mL，易发生血容量不足，为保证组织有效血液灌注，须加快液体输入，快速输液时又加重心血管负担，因此，术后应严密监测生命体征及血氧饱和度的变化，观察患者的面色、口唇变化，及时调整补液补血的速度和量。

3.3.2 坠积性肺炎

全麻术后气管插管刺激气道黏膜，且手术处于俯卧位，再加上畸形的胸廓导致肺功能的减退，均会引起肺通气功能的障碍，气道分泌物排出困难，极易发生坠积性肺炎。术后常规给予雾化吸入，鼓励患者深呼吸、吹气球、有效咳嗽，咳嗽时注意保护伤口，以减轻疼痛。

3.3.3 硬脊膜撕裂导致脑脊液漏

脊柱侧凸患者的韧带、硬脊膜弱化，腰骶部硬脊膜扩张，术中易引起硬脊膜撕裂，发生脑脊液外漏。术后严密观察引流液的量和性质，一般情况下引流量在术后第1天较多，平均250mL，第2天明显减少，如引流液较多，呈淡红色息肉样或淡黄色清亮，患者无明显诱因出现头痛、头晕、恶心等症状，且抬高头部时疼痛加重，提示脑脊液外漏。应遵医嘱夹闭或拔出引流管，采取去枕平卧位及头低足高位。

3.3.4 脊髓损伤

此手术在矫正脊柱侧弯的同时，可能会引起脊髓供血不足或脊髓牵拉，术后应严密观察双下肢的感觉、运动、肌力及二便情况，并与术前做相应比较，认真听取患者主诉，如发现严重功能障碍、双下肢麻木、疼痛难忍等手术反应，应立即报告医生，给予紧急处理。

4 知识要点

(1)脊柱的解剖特点。

(2)脊柱侧凸的临床表现。

(3)脊柱侧凸对心肺功能的影响。

(4)脊柱侧凸的术前护理要点。

(5)脊柱侧凸术后的并发症及护理要点。

5 总结

脊柱侧凸由于胸腔畸形造成胸腔容积改变，严重影响心肺功能，加上全麻手术对肺通气量影响，术后可引起肺不张或肺炎，再加上术后胸腔外形矫正后，心肺的血管和神经均受到牵连，甚至位置发生一定改变，使术前已适应病理状态下的心肺功能重新调整适应。因此，对脊柱侧凸手术治疗的患者，术前应认真进行心肺功能评估，并进行心肺功能术前适应性锻炼，如深呼吸、吹气球、吹水封瓶、做扩胸运动等，输液者注意根据患者自我感觉和心电检测显示，严格控制输液速度，防止因输液速度过快，导致心脏负荷相对过大，并做好患者健康教育，减少疼痛等各种不良刺激，循序渐进地进行深呼吸及四肢功能锻炼，减少或避免术后心肺并发症的发生。

第 5 章

显微外科

掌骨、指骨骨折(掌指关节僵硬病例)

1 典型病例

1.1 病例简介

患者,女,45 岁,工人,以“挤伤右手掌部及环指疼痛肿胀、活动受限 3 小时”为主诉收治入院。既往无特殊病史。入院时患者一般情况好,心、肺、胸、腹无明显异常。查体见右手多处软组织损伤,环指近节淤青、肿胀、畸形,局部压痛,可触及骨异常活动,可闻及骨擦音,纵轴叩击痛阳性;尺、桡动脉搏动正常,环指指端血液循环良好,感觉略麻木,活动受限,余指无明显异常。诊断:①右手第 4 掌骨骨折。②环指近节指骨粉碎性骨折。③右手软组织损伤。完善检查后行“骨折切开复位内固定术”,腕掌侧石膏托功能位外固定。术后常规预防感染、活血化瘀等对症治疗。护理要点:①卧床休息,抬高患肢,使患侧肢体位置高于心脏水平。②清淡易消化饮食。③消除患者及家属的恐惧情绪,鼓励患者配合治疗。④密切观察石膏托松紧度及肢体肿胀、感觉、血液循环、皮肤颜色、温度等情况。⑤手术当日即开始指导患者做除环指外各手指活动。锻炼时患者疼痛,配合欠佳,经解释尚能勉强配合。术后 10 天患者强烈要求出院,给予出院指导,强调功能锻炼的重要性。术后 6 周复查时拆除石膏托,中指及小指活动度轻度受限、环指及第 4 掌指关节活动度受限。询问患者,回家后因惧痛未做锻炼。再次向患者及家属强调正确功能锻炼的重要性及锻炼方法,术后 3 个月复查时中指及小指活动恢复正常,环指及第 4 掌指关节活动轻微受限。

1.2 病例关键点

患者住院时间短暂,出院后遵医行为不良,因惧痛并缺乏督促而停止锻炼;环指粉碎性骨折伴有周围软组织不同程度的关节周围粘连,中、小指周围软组织出血肿胀,致使其活动受限;石膏外固定,限制了掌指关节及指间关节活动,上述原因导致术后手指功能受限。复查时及时给予功能锻炼指导和药物治疗，最大限度地恢复了手部功能。

2 提出问题

(1)掌骨、指骨骨折导致掌指关节僵硬的原因有哪些？如何预防？

(2)掌骨、指骨骨折的常见并发症有哪些？护士如何早期发现及预防？

3 问题解答与辨证解析

掌骨、指骨背侧由指伸肌腱覆盖，掌侧由指屈肌腱覆盖。因骨质周围紧邻腱性组织，易造成肌腱与骨质周围软组织粘连，由此导致关节伸、屈活动受限，受伤后易形成关节僵硬。早期关节活动受限、活动时疼痛，患者往往不能坚持功能锻炼，关节活动度会越来越小。活动度越小，锻炼到正常活动度就越困难，忍受的疼痛就越大，患者就更不愿意坚持锻炼，形成恶性循环，最终形成关节僵硬。

3.1 掌指关节僵硬的表现及其预防方法

关节僵硬表现为关节活动出现不同程度的屈伸障碍，活动时出现疼痛，检查见关节肿胀，周围肌肉可有不同程度萎缩及硬块或挛缩，指间关节压痛明显，远端皮温降低或感觉迟钝等。预防关节僵硬的方法：功能锻炼配合中药熏洗、理疗及按摩，以促进局部的血液循环，促进消肿，软化瘢痕组织，提高康复效果。①被动伸屈患侧手各指间关节。②主动伸屈锻炼，从远指间关节、近指间关节、掌指关节，到腕关节循序活动，活动上个关节时，须制动下个关节，并给上个关节在一定阻力下活动屈伸，使关节产生有效的活动。每次屈伸，使其达到最大限度；直到感到关节部有轻微的酸痛为止。③虎口开大练习，可在自己的大腿上撑压或用专门的虎口牵引器进行牵引，每日 2 次，每次 10 ~ 20 分钟。④抗阻练习，可用拉皮筋的方法进行锻炼，增强手指的屈伸、内收及对掌肌力，这些方法用力要适当，每一个动作持续3 ~ 4 秒，每日 1 ~ 2 次，至局部有疲劳感为止。⑤技能锻炼，除练习执笔、执筷、系纽扣等日常活动外，还应练习使用各种生产工具。

3.2 掌骨、指骨骨折常见并发症及预防要点

3.2.1 骨折延迟愈合、畸形愈合或不愈合

排除损伤严重的客观原因，固定不牢或过早的功能锻炼是造成骨折延迟愈合、畸形愈合或不愈合的重要原因。因此，在选择功能锻炼的方法及力度时，应首先了解骨折愈合的情况，骨折早期，锻炼要适度；骨折中后期，循序渐进加大锻炼力度。

3.2.2　肌腱损伤

当关节活动度已经明显受限时，所有主动、被动活动应该轻柔缓慢进行，延长牵伸时间，局部热疗后组织温度升高，增强结缔组织的延展性，如果锻炼时采用较大外力，易造成伸、屈指肌腱损伤。因此，在功能锻炼时应注意缓慢、持续、逐渐加力的要点，直至关节活动度接近或达到正常。

4　知识要点

(1)掌骨、指骨的解剖特点。

(2)掌指关节僵硬形成的原因。

(3)掌指关节僵硬的预防要点。

(4)掌骨、指骨骨折易出现的并发症及预防要点。

5　总结

手部结构复杂，功能精细，掌骨、指骨骨折后易并发关节僵直，掌骨、指骨骨折后锻炼方法不当或长时间外固定是导致掌指关节僵硬的主要原因之一。因此，正确的锻炼方法及合理的外固定是防止掌指关节僵硬的基础。护理上应注意观察外固定的时效，指导患者正确锻炼，嘱患者长期坚持功能锻炼，最大限度地恢复手的功能，有效防止关节僵硬的发生。功能锻炼时应循序渐进，防止肌腱损伤。

拇指肌腱损伤(二次断裂病例)

1　典型病例

1.1　病例简介

患者，男，32岁，农民。以“玻璃割伤致右手拇指不能背伸1天”为主诉入院，生命体征平稳，表情痛苦，急性病容，右腕部第一、二掌骨基底部横裂伤口长约3cm，已缝合，拇指不能主动背伸，末梢血液循环良好，其余手指关节运动及感觉正常。患者平素体健，舌质淡红，苔薄白，舌底脉络正常，脉弦。完善各项检查后行右手拇指伸肌腱修复术，术后掌侧石膏托板固定患侧手腕及拇指于过伸位。护理要点：①抬高患肢，保持拇指背伸肌腱松弛位固定。②给予清淡易消化饮食。③消除患者及家属的紧张情绪，鼓励患者配合治疗。④密切观察伤口是否感染、有无血肿、外固定松紧度及感觉、皮肤颜色、温度等情况。⑤协助患者做手指未固定关节的活动。术后回病房2小时后，实习护士查看患指情况时让患者动一动手指，当即听到响声，患者诉疼痛，立即报告主治医生，查体疑为拇长伸肌腱二次断裂，进手术室行二次修复术。术后给予抗生素及活血化瘀药物，按摩患指。外固定去除后，在拇指支具保护下进行主动屈曲，被动伸直，并给予蜡疗、中药熏洗和作业疗法，住院 33 天，出院时患指情况良好。

1.2 病例关键点

患者拇长伸肌腱修复术后保持肌腱松弛位固定，禁止主动活动。本病例实习护士未掌握肌腱损伤患者的护理、观察要点，让患者进行指关节屈曲活动导致肌腱再损伤，立即报告医生，检查后即进手术室行拇长伸肌腱二次修复术，避免了肌腱变性坏死、肌腱挛缩等严重后果的发生。

2 提出问题

(1)拇指肌腱损伤的表现是什么？如何预防再损伤？

(2)拇指肌腱损伤的常见并发症有哪些？如何预防？

3 问题解答与辨证解析

手部肌腱是连接前臂肌与掌骨、指骨之间的致密胶原纤维，肌腱本身不具有收缩能力，其传导肌肉收缩产生的力牵拉掌骨、指骨，使之产生运动。拇长伸肌腱起于尺骨背面中 1/3 处及邻近骨间膜，止于拇指远节指骨底的背面及关节囊，其主要功能是伸拇指关节和内收拇指。拇长伸肌腱损伤修复术后，拇指固定于过伸位，肌腱处于松弛位，在拇指屈曲时，肌肉收缩所产生的拉力，超过了拇长伸肌腱缝合端所能承受的最大拉力，造成了拇长伸肌腱的二次断裂。医务人员应掌握其护理要点，观察患指固定的松紧度，末梢血液循环、感觉，正确指导功能锻炼，避免肌腱二次损伤的发生。除了肌腱二次损伤外，拇长伸肌腱损伤最常见的并发症是肌腱粘连。

3.1 肌腱断裂的临床表现及护理要点

拇长伸肌腱损伤患者发生肌腱损伤断裂时主要表现为患指疼痛加重，拇指背伸无力；完全断裂者拇指不能背伸。护理要点：①带教老师要教会实习护士掌握肌腱损伤患者的护理、观察要点。②术前给患者做好健康教育，提高患者及家属对疾病的认知。③肌腱修复术后前 4 周内不能主动活动患指，给予床头放置温馨提示牌“4 周内禁止拇指主动活动”。④带教时做到“放手不放眼”。⑤为避免夜间患指不自主地活动，用宽胶布将患指末节松弛位固定在患指的石膏托上，夜间护士加强观察巡视，发现问题及时报告处理。⑥锻炼时一定要在保护下进行被动活动，以免造成肌腱的二次损伤，给患者造成不必要的痛苦。

3.2 手部肌腱损伤其他常见并发症及预防要点

肌腱粘连 手部肌腱损伤修复后，多数患者会形成不同程度的粘连。发生粘连与肌腱损伤的程度、手术操作技术、切口选择、肌腱缝合方法及术后功能锻炼有关。护理上应与医生进行有效沟通，指导患者在允许范围内做患指的功能锻炼，根据患者具体情况把握好锻炼的介入时机及锻炼的方法，利用支具有控制地进行早期功能锻炼是预防和减少肌腱粘连的有效措施。

4 知识要点

(1)拇指肌腱的解剖结构特点。

(2)拇指肌腱损伤的概念。

(3)拇指肌腱损伤常见并发症的预防与护理。

(4)拇指肌腱损伤的功能锻炼方法。

(5)拇指肌腱损伤的健康教育。

(6)拇指肌腱损伤的出院指导。

5 总结

拇指肌腱损伤修复术后过早的无保护活动，所产生的拉力超过了肌腱修复术后肌腱缝合端所能承受的最大拉力时，易造成肌腱的二次断裂。护理上应掌握肌腱损伤患者的护理要点，巡视患者患指时，禁止主动活动；术前给患者做好健康教育，告知锻炼宜忌、动作宜忌；床头放温馨提示牌，标识锻炼禁忌，避免二次肌腱损伤，特别是肌腱变性坏死、肌腱挛缩的发生。拇指肌腱损伤术后利用支具有控制地进行早期功能锻炼是预防和减少肌腱粘连的有效措施。

断指再植(血管危象病例)

1 典型病例

1.1 病例简介

患者，女，42 岁，工人，以“电锯伤致右手示、中、环指离断 1 小时”为主诉急诊入院，当地医院已对患侧手进行了简单包扎，无昏迷、恶心、呕吐史，平素体健。入院时神志清、精神萎靡、表情痛苦。右桡动脉及尺动脉可触及，右手示指挫伤较重，中指、环指断面规则；舌质淡红，苔薄白，舌底脉络正常，脉弦，急诊完成术前准备工作，无菌敷料包裹离断指体并保持干燥。在手术室全麻下行右手示指、中指、环指清创再植克氏针内固定、石膏外固定术。术后护理要点：①抬高患肢，位置高于心脏水平，患指制动。②保持室温在 22～25℃，给予烤灯照射，灯距患指 50cm，室内挂禁烟牌，观察克氏针固定情况。③密切观察手指肿胀、温度、毛细血管充盈、皮肤颜色、感觉等情况。④消除患者的恐惧情绪，鼓励患者配合治疗。⑤给予镇痛护理。⑥协助患者做手指的按摩等被动锻炼。术后第 2 天，护士巡视病房发现患侧手示指及中指末端出现颜色紫暗、温度低、毛细血管充盈增快等静脉危象征兆，立即报告医生，检查后给予抬高患肢，示指、中指向心性轻柔按摩，调近烤灯距离为 30cm，并给予罂粟碱、肝素钠等抗栓塞药物，指端小切口放血等。第4天示指、中指颜色转为淡红色，温度尚可，毛细血管回充盈时间2秒，多普勒测定正常。术后14天，刀口愈合拆线，示指、中指、环指再植成活，后期功能恢复良好。

1.2 病例关键点

血管危象是影响再植指体成活的重要因素，术后72小时是发生血管危象的高峰期。本病例患者断指再植术后第2天，示、中指再植指端出现颜色紫暗、温度低、毛细血管回流增快，护士发现及时报告，检查后诊断为静脉危象，立即给予抗凝药物、局部按摩、提高局部温度等处理，示指、中指静脉危象很快消除，避免了因血管危象造成的再植指体坏死等严重后果的发生。

2 提出问题

（1）断指再植发生血管危象的临床表现和观察要点有哪些？

（2）断指再植的常见并发症是什么？护士如何早期发现及预防？

3 问题解答与辨证解析

手部解剖复杂，由14节指骨组成，手指有固有动脉、固有静脉及尺神经、桡神经、正中神经支配，外在肌有伸肌和屈肌，使手指的功能非常精细。断指后除了进行彻底清创，骨骼的固定，血管、神经、肌腱等都要重新在显微镜下进行桥接。手术的复杂性、创伤的程度、患者的不良情绪、疼痛、温度、吸烟等因素都有可能导致血运障碍，引起血管危象的发生。护士耐心细致地全面观察病情，及时发现血管危象的征兆，及时报告处理，提高手术成功率。

3.1 血管危象的早期表现及观察要点

血管危象亦称血运障碍，包括动脉危象和静脉危象，是指吻合的血管发生血液通路受阻而危及再植指体成活的一种病理现象。观察要点：①动脉危象表现为再植指体皮肤颜色苍白，指端皮肤小切口出血少或不出血，弹性差，皮温较健侧低，毛细血管充盈迟缓，无肿胀。②静脉危象表现为再植指体皮肤颜色暗红发紫，皮肤张力增加，起水疱，皮温下降，毛细血管充盈较快，早期指端小切口溢出紫色血液。③患者紧张、焦虑、寒冷、疼痛、便秘、吸烟等因素都有可能引起血管痉挛发生血管危象，术后72小时内是血管危象的高发期。特别是凌晨4~6时血管危象发生较多，如夜间迷走神经兴奋，使小血管处于收缩状态，指端小动脉易发生痉挛而致动脉危象；夜间患者以烦闷为借口趁护士巡视间歇在病房吸烟，使小动脉发生痉挛；夜间尤其是凌晨体内激素分泌减少，激素水平的降低抑制“三抗药物（抗凝血、抗痉挛、抗感染）”的有效吸收，容易发生血管栓塞而导致血管危象。夜间患者及陪护熟睡，夜班护士应加强巡视，建立巡视卡，每1小时巡视一次，严密观察再植指体的皮肤颜色、温度、指腹张力、毛细血管充盈情况等,以便早期发现,早期处理,避免错过纠正危象或手术探查的时机。

3.2 断指再植其他常见的并发症及预防要点

3.2.1 关节强直

断指再植成活后由于指间关节长时间被钢针固定,若未及早进行有效的功能锻炼,将会发生指间关节强直,表现为手指关节呈伸直型僵直畸形,伴有肿胀、肌肉萎缩、感觉迟钝、皮温低、活动时疼痛,屈曲活动受限。断指再植术后3周内协助患指轻微被动伸屈,轻柔按摩患指,减轻肿胀,防止肌肉萎缩;第4周开始指导患指主动屈伸,每天2次,每次5~10分钟。患指的锻炼由医务人员协助进行,逐渐过渡到患者的主动锻炼,配合中药熏洗、理疗、磁疗、体疗、作业疗法等直至功能完全康复。

3.2.2 术后出血

断指再植后血管吻合口漏血,应用抗凝药物等均可导致术后继发性出血。护士应观察伤口渗血情况,告知患者所使用的抗凝药物易引起口腔、鼻腔黏膜出血,若有异常及时报告处理。

3.2.3 伤口感染

断指再植手术主要是将离断后的血管、神经、肌腱重新在显微镜下进行吻合,手术时间相对较长,特别是多指多段的断指再植由于创伤时污染严重,再植时涉及多条血管与多个吻合口(有时可达40多个),增加了术后伤口感染的机会。术后及时准确地给予抗生素常规预防,并注意观察用药反应,预防对肾脏的损害。注意观察钢针进入皮肤处,是否红、肿,是否有渗出等,防止针道感染;做好房间消毒,保持床单的清洁,预防伤口感染。

4 知识要点

(1)手部的解剖结构特点。

(2)断指再植的概念。

(3)断指再植血管危象的观察要点。

(4)断指再植常见并发症的预防与护理。

(5)断指再植患者外固定的护理要点。

(6)断指再植患者的功能锻炼方法。

5 总结

血管危象是断指再植后最严重的并发症,术后72小时是发生血管危象的高峰期。血管危象的发生与手指离断后组织挫伤,血管壁损伤程度及再植手术技巧等密切相关,同时,术后受缝合线或敷料、石膏的压迫及患者紧张、焦虑、寒冷、疼痛、便秘、吸烟等因素都会引起血管痉挛,导致血管危象的发生。护士应掌握血管危象的观察指征,按时巡视,发现异常及时报告处理;对患者及家属做好健康教育,告知患者及家属严禁主动、被动吸烟,保持大便通畅,稳定情绪防止情绪波动,烤灯不能随意移动等,提高患者依从性。断指再植术后注意预防伤口出血、感染的发生;患指的锻炼由医务人员协助进行,逐渐过渡到患者主动锻炼,并配合中药熏洗、理疗、磁疗、体疗、作业疗法以恢复其功能,预防指间关节强直。

腹股沟皮瓣(蒂部牵拉扭转病例)

1 典型病例

1.1 病例简介

患者,男,13岁,学生,以"轧伤左手掌部出血、疼痛、活动受限1小时"为主诉收治入院。既往无特殊病史。入院时患者生命体征平稳,表情痛苦,左手掌部有一3cm×2cm的皮肤缺损,出血较多,肌腱外露,手指末端血液循环感觉好,活动受限。X线显示手部骨质连续性完好。入院后完善各项检查,急诊在臂丛神经阻滞麻醉下行左手外伤清创缝合腹股沟皮瓣移位修复术,腹部与手之间用石膏固定。术后给予抗生素和活血化瘀药物应用,并给予解毒饮每日1付,每日2次口服。护理要点:①患者取屈膝平卧位,以减少腹部张力,腰背部与石膏边缘之间用毛巾衬垫,背部用棉垫垫至与石膏相平,防压伤。②清淡易消化饮食。③消除患者及家属的焦虑情绪,鼓励患者配合治疗。④密切观察皮瓣血液循环、弹性、颜色、温度、毛细血管充盈情况。⑤手术当日即开始指导患侧手做未固定手指活动。⑥局部烤灯照射,灯距30~50cm。术后第1天早晨护士巡视患者时发现皮瓣颜色暗,肿胀明显,上有散在的紫红色瘀斑,急查看皮瓣蒂部,发现皮瓣蒂部出现牵拉扭转,询问患者诉夜间患肢不舒服,变换体位时将衬垫掉在地上。立即给予调整衬垫后,并遵医嘱给予抗凝药物应用,皮瓣蒂部血运渐畅通,紫红色瘀斑无继续发展,一周后皮瓣颜色恢复正常。

1.2 病例关键点

腹股沟皮瓣术后体位的放置和保持非常重要,如果体位不当可引起皮瓣蒂部牵拉扭转,影响皮瓣血运,出现皮瓣颜色温度异常,而皮瓣颜色的改变是皮瓣发生动脉或静脉危象的早期症状。护士发现皮瓣颜色异常时立即报告,给予调整体位和抗凝血药物应用后,使皮瓣血运得以恢复,避免了因蒂扭转造成皮瓣坏死。

2 提出问题

(1)腹股沟皮瓣术后血管蒂扭转的早期表现与观察要点有哪些?

(2)手部软组织缺损腹股沟皮瓣术后的常见并发症是什么?如何预防?

3 问题解答与辨证解析

腹股沟皮瓣是以旋髂浅动脉和旋髂浅静脉为血管蒂的轴型皮瓣,此部位比较隐蔽,皮纹细腻柔软,富有弹性,血供丰富，抗感染能力强，非常适合修复手部的皮肤缺损。带蒂腹股沟皮瓣术后患者宜取平卧位，手部与腹部之间有血管蒂相连，由于手部结构复杂，功能多，活动度大，加之体位的变动，外固定很难使手与腹部之间牢固固定，血管蒂便不能保证处于平直、舒展状态，容易出现牵拉扭转，影响皮瓣的血液循环，导致皮瓣边缘坏死。腹股沟皮瓣术后常见的并发症还有皮瓣慢性牵拉撕脱、指关节僵直等。

3.1 腹股沟皮瓣术后血管蒂扭转的早期表现及观察要点

血管蒂扭转的早期表现有皮瓣肿胀，上有散在的紫红色瘀点，逐渐连成片，呈斑状，如果不及时发现处理，会造成不可逆的损害，甚至皮瓣边缘坏死。由于带血管蒂移植术后早期患者要保持平卧位，患肢用石膏绷带或宽胶布固定于贴胸位。术后观察要点：①强迫体位，患侧手位置要随皮瓣的位置放置，告知患者及家属不能随意改变体位，预防蒂部牵拉扭转。②按时巡视，观察皮瓣情况，尤其在夜间要加强巡视，防止患者熟睡后不自觉的体位改变牵拉扭转皮瓣的蒂部，影响皮瓣血运。患者术后需专人陪护。③注意烤灯距离，防止过近引起局部烫伤。④观察腹部情况，及时为患者解除腹胀、尿潴留、大便困难等，防止患者因腹部不适而变换体位。⑤注意皮肤互相接触之处，如腋下、手指之间，用纱布隔开，受压部位适当衬垫，防止压疮发生。

3.2 手部软组织缺损腹股沟皮瓣术后并发症及预防护理

3.2.1 关节僵直

手部软组织缺损腹股沟皮瓣移植术后腕关节及肘关节处于被动位置，不能正常活动，由于肿胀和疼痛的影响，各掌指关节和指间关节活动也受限，皮瓣断蒂后，肘关节、腕关节和受影响的指关节不能自如地屈伸，甚至发生关节僵直的现象，需要再次手术松解。因此，术后第2天即应进行有计划的功能训练，每天主动和被动活动健康的各个关节，使之保持灵活，但应注意不能引起皮瓣蒂的牵拉和扭转。皮瓣断蒂后在医务人员指导下进行各关节的主动锻炼，辅以被动锻炼和理疗，直至手部功能完全康复。

3.2.2 皮瓣慢性牵拉撕脱

腹股沟皮瓣术后早期个别患者因体位改变牵拉造成皮瓣撕脱，再次手术缝合治疗，给患者造成巨大的痛苦。因此，护理人员要根据患者损伤情况及皮瓣埋入的深浅、放置好体位并做好健康教育，使患者了解保持正确体位的重要性，从而使其在思想上重视起来。另外，要注意巡视，尤其是夜间，及时纠正患者的不良姿势，避免皮瓣撕脱的发生。

3.2.3 后期皮瓣烫伤

皮瓣断蒂后为了恢复手部的功能，一般选择中药熏洗、理疗、按摩等辅助治疗，移植的皮瓣区在早期无感觉，表皮对温度的耐受性比较差，在做相应的治疗时，要注意熏洗中药和理疗的温度控制，也要做好患者的健康教育，使患者了解皮瓣移植术后皮瓣的特点，预防烫伤的发生。治疗的同时可配合局部按摩刺激等促进神经功能早日恢复。

4 知识要点

(1)手外伤的特点及处理原则。

(2)皮瓣的结构。

(3)腹股沟皮瓣移植的概念及特点。

(4)腹股沟皮瓣移植术后的护理、观察要点。

(5)手部软组织缺损腹股沟皮瓣术后常见并发症的预防与护理。

(6)腹股沟皮瓣术后手部的功能锻炼方法。

5 总结

腹股沟皮瓣是以旋髂浅动脉、旋髂浅静脉为蒂的皮瓣，该皮瓣部位隐蔽，皮质较好，是修复手部和前臂软组织缺损常用的皮瓣之一。由于皮瓣的位置限制了患者上肢和手部的放置位置，术后早期常会由于体位的改变、肩关节的活动、外固定不牢固等原因造成皮瓣蒂部的牵拉扭转，影响皮瓣的血供，导致皮瓣坏死。护理上应注意密切观察，发现异常及时处理，避免严重不良后果的发生。手部软组织缺损腹股沟皮瓣移植术后的合并症关节强直、皮瓣慢性撕脱、断蒂后熏洗和理疗引发的烫伤等，均能防范，如能护理得当，宣教落实到位，使患者积极配合，则能避免其发生。

游离组织移植术(血管危象病例)

1 典型病例

1.1 病例简介

患者，男，43 岁，工人，以“右小腿外伤术后骨皮缺损，骨质外露并感染 2 月余”为主诉收治入院。患者2 个月前被机器砸伤右小腿，致胫腓骨开放性骨折，血管神经肌肉损伤，曾在当地医院行清创复位骨折内固定血管神经探查修复术，术后小腿皮肤肌肉等组织发生大面积坏死，皮肤缺损、骨质外露。入院时患者生命体征平稳，表情痛苦，局部可见皮肤缺损，创面外露，有脓性分泌物，伤口有臭味，患肢血液循环好，患侧足无感觉运动，膝关节活动受限，踝关节及足部各关节僵直，足趾下垂。入院后立即给予换药，根据患者分泌物的细菌培养结果显示金黄色葡萄球菌感染，选择细菌敏感的中药方剂，金银花、连翘、蒲公英各 50g，每日 2 次熏洗，每次30 分钟，熏洗后用无菌敷料包扎伤口，经过中药熏洗7 ~ 14 天后，创面清洁、肉芽组织新鲜且无脓性分泌物，即行小腿内侧游离皮瓣移植术。术后给予情志护理、饮食调护、体位护理、皮瓣护理、全身情况观察、“三抗”治疗等措施，术后第三天皮瓣处出现有紫色瘀斑，毛细血管充盈回流增快等静脉危象征兆，立即报告医生行血管探查术，发现皮瓣处有静脉栓塞2cm，取出栓子后，皮瓣血液循环好、颜色红润、温度正常、毛细血管充盈正常，术后14天拆线后出院。

1.2 病例关键点

患者游离组织移植术后第3天，皮瓣处出现紫色瘀斑，毛细血管充盈回流增快等静脉危象征兆，及时报告医生行血管探查术，发现皮瓣处有静脉栓塞2cm，取出栓子后，皮瓣血液循环好、颜色红润、温度正常、毛细血管充盈正常。护士及时发现皮瓣出现了静脉危象征兆，报告医生行血管探查术，避免了静脉危象的进一步加重，为患者的治疗赢得了有效时间，提高了手术成功率。

2 提出问题

（1）游离组织移植术后发生血管危象的表现和观察要点有哪些？

（2）游离组织移植的常见并发症及预防要点有哪些？

3 问题解答与辨证解析

创伤引起的四肢大面积肌肉坏死、骨骼外露、严重的感染性骨皮缺损的患者，创面大，伤口长期不愈合，选择具有活血化瘀、行气止痛、清热燥湿、去腐生肌功效的中药方剂进行中药熏洗，7～14天后，创面清洁，肉芽组织新鲜且无分泌物，行游离皮瓣移植修复术，因皮瓣面积大，手术时间长，移植或者桥接的血管吻合口张力过大，血肿压迫、感染、患者血容量不足、血黏度增高、血小板过度增加、精神紧张、寒冷刺激、伤口疼痛、主动或被动吸烟等均导致血管痉挛、血管栓塞等血管危象的发生。最常见、最早发生的并发症就是血管危象造成的皮瓣坏死。

3.1 血管危象的表现及观察要点

血管危象亦称血运障碍，包括动脉危象和静脉危象，是移植或桥接吻合的血管发生血液通路受阻而危及移植组织血液供应导致皮瓣坏死的一种病理现象。术后72小时是血管危象的高发期，尤以夜间发生率最高。观察要点：①严密观察皮瓣的颜色、温度、皮肤张力、毛细血管充盈情况。②动脉危象：移植组织皮肤颜色苍白，皮瓣边缘不出血，弹性差，皮温较健侧低，毛细血管充盈迟缓，无肿胀。③静脉危象：移植组织皮肤颜色暗红发紫，并起水疱，皮肤张力增加，皮温下降，毛细血管充盈较快，早期皮瓣边缘溢出紫色血液。

3.2 游离组织移植术常见并发症及预防要点

3.2.1 灼伤

低温和寒冷易引起血管痉挛导致血管危象。术后患者烤灯照射，灯距皮瓣

30～50cm。皮瓣处无感觉，烤灯过近时，易出现灼伤。护士按时巡视病房做好健康教育，告知患者及家属勿随意移动烤灯距离。

3.2.2 关节僵直

未制动的关节可做轻微的伸屈活动。早期可用烤灯照射、超短波电疗、红外线理疗等，以改善血液循环，减轻肿胀，促进伤口愈合。中期预防关节僵直和肌肉与肌腱粘连及失用性肌肉萎缩，功能锻炼应练习患肢伸屈，直腿抬高等动作，每日3次，每次5～20分钟，酌情逐渐增加。后期促进神经功能恢复，软化瘢痕，减少粘连，可用理疗、中药熏洗、按摩等，同时配合主动或被动活动，每次5～10分钟。

4 知识要点

(1)皮瓣及分类。

(2)游离组织移植术的概念。

(3)游离组织移植术的观察要点。

(4)游离组织移植术常见并发症的预防与护理。

(5)中药熏洗的注意事项。

(6)烤灯的正确使用方法。

(7)游离组织移植术后的功能锻炼方法。

5 总结

创伤引起的四肢大面积肌肉坏死、骨骼外露、严重的感染性骨皮缺损的患者，由于病程长、创面大，伤口长期不愈合，患者的经济负担重、压力大，常规的换药和抗生素应用效果不明显，甚至产生耐药。根据创面分泌物细菌培养结果，选择具有活血化瘀、行气止痛、清热燥湿、去腐生肌功效的中药方剂进行中药熏洗，7～14天后，创面清洁，肉芽组织新鲜且无分泌物，择期行游离皮瓣移植术。术后72小时血管危象的发生率较高，护士应耐心细致地全面观察病情，尤其注意观察皮瓣的颜色、温度、肿胀、毛细血管充盈情况，及时发现血管危象的征兆，为患者抢救治疗赢得有效时机，提高手术成功率。同时做好患者及家属的宣教，术后专人陪护，保持正确体位及适当的烤灯距离，防止皮瓣表皮灼伤。

交腿皮瓣(压疮病例)

1 典型病例

1.1 病例简介

患者，男，36岁，工人，以"车祸致伤左下肢致左胫骨中段骨髓炎并骨皮缺损4个月"为主诉收治入院。既往无特殊病史。入院时患者生命体征平稳，左小腿有一10cm×8cm的皮肤缺损，骨质外露，胫骨上方有长约6cm的骨缺损，左下肢末梢血液循环好，感觉迟钝，踝关节及足趾活动差。入院后完善各项检查，并给予中药熏洗，每日2次，每次30分钟。熏洗1个月后皮肤缺损处新鲜肉芽组织较多，局部渗出减少，即在连续硬膜外麻醉下行“左胫骨骨髓炎并骨皮缺损清创对侧腓骨骨皮瓣交叉移位修复术”，术后双下肢石膏固定且右足外侧面与左足背交叉叠压（交腿皮瓣经典固定方式），并给予抗感染药物应用。护理要点：①术后抬高双下肢，保持皮瓣平直、舒展、防扭曲、挤压或牵拉太紧，皮肤与石膏边缘处用软毛巾垫起，防止石膏磨损皮肤。两足之间用敷料衬垫，并用垫枕垫高健侧足以防止压疮。②观察皮瓣血液循环、弹性、颜色、温度、毛细血管充盈度等情况。③做好情志护理，消除患者及家属的恐惧情绪，鼓励患者配合治疗。④清淡易消化饮食，鼓励患者多食含粗纤维多的食物，防止便秘。⑤术后当日即开始指导患者做健侧及患侧踝关节的主动、被动活动。术后第2天上午8时护士交班时，患者主诉足背部有痛感，取下两足之间的衬垫，发现患侧足背部有一3cm×5cm的Ⅱ度压疮，给予抬高健侧足，虽有改善但不好保持，后改用软布悬吊健侧足于牵引架上，压疮逐渐好转，局部皮肤于3周后痊愈。

1.2 病例关键点

患者术后取平卧位，两腿交叉，健肢由于血管蒂的限制必须压于患肢上方，伤口的疼痛容易掩盖足背部的不适；加之患者经常变换体位导致双足之间的垫枕改变位置，造成了双足直接相压。而护士的注意力往往集中在皮瓣的观察上，忽视了两足之间的皮肤观察及护理，从而造成了压伤。

2 提出问题

（1）交腿皮瓣术后继发压疮的原因有哪些？如何预防此类压疮的发生？

（2）交腿皮瓣常见的并发症有哪些？如何早期发现和预防？

（3）阻断试验的意义、方法及注意事项有哪些？

3 问题解答与辨证解析

小腿部骨皮缺损的治疗方法主要以骨皮瓣移植为主，有游离组织移植和带血管蒂组织移植之分，带血管蒂的组织移植是通过局部转移来修复邻近组织缺损的一类手术。因其保留了营养血管不需吻合血管，故而应用广泛。交腿皮瓣是带血管蒂组织移植的一种，是治疗小腿及足部软组织缺损或骨皮缺损而无法用游离皮瓣修复情况下采取的一种治疗方法，切取的皮瓣包括带血管蒂的胫骨骨皮瓣、腓骨骨皮瓣、肌瓣等，最常见的是健侧肢在上的交叉方法，因受血管蒂的限制，体位不容易保持，加上足背肌肉薄弱，肌腱丰富，骨支撑多，均易造成压疮。

3.1 交腿皮瓣术后继发压疮的原因及预防护理要点

常见原因：①患者卧床时间长，活动能力下降，机体抵抗力差。②由于血管蒂的限制，双下肢皮肤相压或相挤引起接触部位压疮。③石膏固定者位置摆放不正确造成两腿相压，易造成接触部位出现压疮。④骨突部位长期受压，如足跟部。⑤一般交腿皮瓣采用硬膜外麻醉，术后双下肢末梢无感觉、运动，麻醉消失后由于伤口的疼痛掩盖了压疮的初期症状，如痛感。护理、观察要点：①在皮瓣术后，护理人员往往将注意力放在皮瓣上，对于骨突部位压疮的预防一般宣教比较到位，但容易忽视交叉的双下肢相压的部位，由于两腿之间持续性的垂直压力超过毛细血管压，组织发生缺血而继发压疮。②做好饮食调护，加强营养，鼓励患者多食高蛋白、高维生素食物。③做好镇痛护理。④护理上按时巡视患者，尤其是夜间，严密观察皮瓣情况的同时注意认真倾听患者的主诉，重点关注双下肢相压的部位及骨突受压部位皮肤，及时解除组织之间的受压因素，避免皮肤压疮的发生。

3.2 交腿皮瓣易出现的其他并发症及预防护理要点

3.2.1 血管蒂受压或扭转

带血管蒂皮瓣移位术后移位皮瓣的营养由健侧肢通过血管蒂供应，两腿交叉后患者处于被动体位，如果体位放置不当，可引起血管蒂的受压或扭转，影响皮瓣的血液循环。术后前3天为血管危象的高发时段，护士要认真观察皮瓣血液循环及血管蒂的放置情况，加强巡视，如有扭转或压迫，及时解除，并给予适当的衬垫以保持合适的位置。

3.2.2 关节强直

交腿皮瓣术后双下肢要采用外固定架或石膏固定，影响制动的关节及肌肉的运动，单纯皮瓣的固定需要3～4周，而骨皮瓣的固定则需要8周左右。外固定解除后，膝关节、踝关节及相应的肌肉如果不能进行有效的功能训练，则有可能发生肌肉萎缩，膝关节、踝关节不能正常伸屈，甚至发生关节僵直现象。因此，手术当天即应进行有效、有计划的关节功能训练，做好肌肉的等长收缩锻炼；外固定解除后及时指导患者进行膝关节和踝关节的主动锻炼，辅以被动锻炼、熏洗、理疗等，直至功能完全康复。

3.2.3 阻断试验的意义、方法及注意事项

带血管蒂皮瓣移位术后3周，带蒂骨皮瓣术后8周左右，开始1～2周的血管蒂阻断试验，以促进皮瓣与受区侧支循环的建立，刺激受区皮瓣血管生长，保证断蒂后皮瓣更好地成活，争取早日分开，减轻患者痛苦。方法：在皮瓣蒂部用双层纱布包裹，用橡皮筋或止血钳或钳夹，从纱布外面夹好以阻断血流，初始一次1～5分钟，一日2次，如皮瓣颜色正常，每天增加数分钟，逐渐增至1小时。若皮瓣血液循环好，1～2周后可行断蒂术。注意事项：①保持皮瓣周围清洁，防止污染。②向患者解释断蒂意义、方法及时机。③根据皮瓣长短形状选择合适的部位，进行阻断试验。④根据患者的耐受性、皮瓣的颜色、

温度、弹性及毛细血管充盈情况决定阻断时间。⑤阻断时掌握好力度，控制在既能阻断血流，造成轻度缺血来刺激皮瓣周围血管生长，又不损伤组织。过松起不到阻断血流的作用，过紧易损伤皮肤。

4 知识要点

(1)带血管蒂皮瓣移位术的类型。

(2)带血管蒂皮瓣移位术后的护理、观察要点。

(3)带血管蒂皮瓣移位术后常见并发症的预防与护理。

(4)阻断试验的方法及注意事项。

(5)带血管蒂皮瓣移位术后压疮原因及预防要点。

(6)带血管蒂皮瓣移位术后的功能锻炼方法。

5 总结

交腿皮瓣是解决骨皮缺损常用的手术方法，由于带有血管蒂，手术成功率高。但术后由于强迫体位很难保持，容易发生压疮，护理上应注意做好健康教育，密切观察，加强夜间巡视，认真倾听患者的主观感受，发现异常及时处理，避免发生严重的不良后果。术后应观察皮瓣血液循环、弹性、肿胀度和毛细血管充盈情况，皮瓣蒂部的放置，注意保持皮瓣血管蒂血运畅通，避免受压、扭转引起的皮瓣坏死等严重后果。皮瓣后期认真做好血管蒂阻断试验，方法和时间应规范，以减少断蒂后皮瓣边缘坏死的发生。做好宣教工作，让患者了解功能锻炼的重要性，关节固定期间做好肌肉的等长收缩锻炼，防止肌肉萎缩，为解除固定后的关节功能活动奠定良好的基础。

臂丛神经损伤(烫伤病例)

1 典型病例

1.1 病例简介

患者，男，24 岁，农民，以“撞伤左肩部致左臂丛神经完全性损伤 4 个月”为主诉收治入院。既往无特殊病史。入院时患者生命体征平稳，方肩，左上臂内侧感觉迟钝，能做耸肩动作，余无感觉，肢体肌肉萎缩，末梢血液循环好，肘、腕及掌指、指间关节被动活动尚好，不能主动活动，左侧上眼睑下垂，左面部无汗。肌电图显示为完全性臂丛神经损伤。入院后完善各项检查，行完全性臂丛神经损伤探查松解膈神经移位修复肌皮神经术，术后给予抗生素和神经营养药物。护理要点：①做好情志护理，了解其心理动态，有针对性地疏导其急躁、悲观等不良情绪，向其介绍疾病的相关知识及积极配合治疗的重要性，树立其战胜疾病的信心。②清淡易消化饮食。③术后取平卧位，肩关节内收，保持有效外固定 3 周，嘱患者勿擅自移动或去除外固定。④注意刀口渗血情况，局部用冰袋压迫止血。

术后患者感觉周身冰凉，家属在双前臂内侧及足部放置暖手宝以保暖，护士巡视病房观察病情时，发现患肢前臂内侧有一4cm×3cm的浅Ⅱ度烫伤，立即取出暖手宝，用无菌注射器抽吸泡液后用碘伏消毒局部，涂搽烧伤膏，2周后局部痂皮脱落，伤口愈合。

1.2 病例关键点

臂丛神经损伤，前臂感觉、运动丧失，对温度的高低无反应。术后患者寒凉，家属采取暖水袋保暖，未考虑到局部皮肤的耐受性，护士与患者及家属的沟通缺失造成患者局部皮肤烫伤，导致不必要的损伤。护士巡视患者，观察全身及局部情况，及时发现患肢前臂内侧的烫伤，并给予相应处理，避免了烫伤的加重，使伤处早期愈合。

2 提出问题

（1）臂丛神经损伤患者烫伤的早期表现有哪些？如何预防？

（2）臂丛神经损伤常见的并发症有哪些？如何预防？

3 问题解答与辨证解析

臂丛神经由第5～8颈神经前支和第1胸神经前支大部分纤维组成，向下分支主要有腋神经、肌皮神经、桡神经、正中神经、尺神经，主要支配上肢肌肉群及肩胛部肌肉，相应的神经损伤，根据损伤程度不同，可引起其支配的肌肉感觉、运动功能丧失或部分丧失。全臂丛神经损伤最常见的症状是患侧上肢感觉、运动全丧失，对温度的高低无反应，容易烫伤和冻伤。本病常见的并发症有烫伤、关节僵硬、肌肉萎缩、自杀倾向、移植神经断裂。

3.1 臂丛神经损伤患者烫伤的早期表现及预防措施

烫伤是由高温液体（沸水、热油等）、高温固体（烧热的金属等）或高温蒸气等所致的损伤。臂丛神经损伤的患者患肢失神经支配，无感觉、运动，遇到热力时，无保护性反射，烫伤不易被发现，因此，要以预防为主，采取安全的保暖措施，如调节室温，增加盖被，用电热毯等。局部采用热疗时，注意水温或毛巾的温度要稍低一些，并观察局部反应。

3.2 臂丛神经损伤易出现的合并症及预防要点

3.2.1 关节僵直

由于臂丛神经的损伤，患肢失去了自主的活动能力，各个关节不能自主运动。因此，对患者和家属要做好健康教育，告知功能锻炼的意义，提高功能锻炼的依从性。患肢以被动活动为主，每天被动活动患肢的肘关节、腕关节、掌指及指间关节，保持关节灵活。肩关节在术后应限制活动,防止移植神经断裂。

3.2.2　自杀倾向

枪弹伤及部分根性撕脱伤的患者中疼痛比较多见,治疗也较困难,这种疼痛一般呈灼性痛,无根本解决疼痛的方法,疼痛的折磨使患者产生自杀倾向。因此,针对臂丛神经损伤患者尤其要注意心理护理,时常关心患者,取得其家属及朋友的帮助,给予患者心理支持,帮助其及时排除不良情绪,并使其掌握相关医疗知识,积极配合治疗。

3.2.3　移植神经断裂

臂丛位于活动度较大的肩关节附近,手术所移植的膈神经、副神经、肋间神经及健侧颈 7 神经根,均会因为大幅度地活动头颈部和肩关节,而造成损害或断裂。固定肩关节于内收位,使神经断端处于松弛状态,利于修复移植的神经,要向患者说明限制活动的意义,使其配合,避免不必要的损害。

4　知识要点

(1)臂丛神经的解剖结构及分支。

(2)臂丛神经损伤的观察要点。

(3)臂丛神经损伤的功能锻炼方法。

(4)臂丛神经损伤的常见并发症及预防要点。

(5)烫伤的概念及处理方法。

5　总结

臂丛神经损伤为较严重的创伤损害,尤其是根性撕脱造成的全臂丛损伤,直接导致其支配的肢体无自主运动和感觉,并容易出现不可控制的疼痛。剧烈疼痛可使某些患者出现自杀倾向;感觉迟钝易引起肢体烫伤;功能锻炼欠佳引起关节僵直;活动不当引起移植神经断裂等并发症的发生。护理上要做好健康教育,让患者及家属掌握相关知识,并密切观察患者的病情及思想情绪的变化,发现异常及时报告处理,避免严重不良后果的发生。

断肢再植(大出血病例)

1　典型病例

1.1　病例简介

患者,男,30 岁,工人,因"机器砸伤左上臂、皮破出血 6 小时"急诊入院。查体见患者生命体征平稳,表情痛苦,患肢肿胀、疼痛、皮破出血、活动受限,左肱骨中下段骨质外露,有大量血液流出,创面内有大量灰黑色污染物,左手部桡动脉未触及搏动,左手发凉,颜色苍白,无血液循环。入院后紧急完善术前的各项准备工作,入手术室在臂丛麻醉下行左上肢断肢再植术,术中显示肱动脉断裂、桡神经挫伤,给予吻合血管神经探查术,左上肢及左手血液循环好，石膏托外固定后安返病房，护理上给予情志护理、饮食调护、体位护理、全身情况观察、患肢护理、“三抗”药物治疗等护理措施。术后第6天伤口突然大量出血，护士及时使用床边备用的止血带有效止血并立即报告医生，急进手术室行断肢再植术后血管探查术，发现肱动脉吻合口破裂引起大出血，重新桥接吻合血管后，左上肢及左手血液循环好，石膏托外固定稳妥后返回病房，术后14天拆线出院。

1.2 病例关键点

患者术后第6天突然出现左上肢大出血，护士立即使用床头备用的止血带进行有效止血，迅速建立静脉通路，同时报告医生，行血管探查术重新吻合血管后，患肢重新建立血液循环。护士熟练掌握止血带的使用方法进行有效止血，为再次吻合血管赢得了时间，使再植肢体得以成活。

2 提出问题

（1）断肢再植术后并发大出血的原因及预防要点有哪些？

（2）断肢再植术后其他并发症及其预防要点有哪些？

3 问题解答与辨证解析

断肢再植患者特别是缺血时间较长或受损时间较长，污染严重者进行断肢再植术后，伤口容易感染，而吻合的血管周围缺乏健康组织的保护，感染灶侵蚀血管壁，引起大出血，多发生在术后7～14天。另外，受挫伤的血管在吻合桥接时，血管张力过大也可导致血管吻合口破裂引起大出血，多发生在术后1～10天，这是吻合口内细胞变性与再生交替的关键时期，吻合口管壁结构处于薄弱阶段，脆性大，吻合口易痉挛或栓塞，动脉压力过高，尤其是近心端的知名大动脉压力更高，易导致血管破裂。断肢再植术后常见并发症除大出血外，还有血管危象、再植肢体坏死，伤口感染及关节强直。

3.1 断肢再植术后并发大出血的原因及预防要点

断肢再植术后并发大出血的常见原因有感染、吻合口破裂、长期使用抗凝剂、便秘、体位及肢体改变等。预防要点：①严密观察病情，手术后7～10天再植血管张力高，脆性大，吻合口易痉挛或栓塞，尤其是组织损伤严重的肢体和桥接血管的肢体，要妥善固定好，防止再植肢体扭曲、受压。患肢抬高15～20cm，肢体左右两侧用气垫或棉垫固定，以保证固定与制动的效果。②使用抗凝药物期间，观察局部或全身出血反应。静脉使用肝素时，应严格控制输液速度，即肝素12 500U加入生理盐水500mL，8～15滴/分钟。必要时每日测定凝血时间和血小板计数。若使用过量，可用等量鱼精蛋白中和，使体内肝素迅速失效。③加强夜间护理，每1～2小时巡视一次病房，及时发现夜间潜在的护理问题，如潜在心理障碍，潜在的不安全因素，防止患者熟睡后不自主地将再植肢体的体位变换幅度过大，引起血管大出血。④加强饮食调护，保持二便通畅。术后让患者多饮水，宜食易消化且富有营养、含粗纤维的食物，忌食辛辣之品，防止便秘，以免排便时腹压过大而引起血管吻合口破裂。必要时给予缓泻剂，如冲服番泻叶，口服果导片，外用开塞露，或需要时给予灌肠等。⑤做好急救准备，正确进行止血。断肢再植术后患者床尾要有醒目标志，严格执行床头交接班制度，并填写观察记录单。床边备无菌切开包和无菌敷料包，床尾备止血带，一旦发生再植血管大出血，应根据出血部位，立即采取不同的止血措施。但要注意既要保证止血效果，又要防止肢体远端缺血坏死。密切观察全身情况及生命体征变化，发生休克者立即进行抗休克治疗。

3.2 断肢再植术后常见并发症及预防要点

3.2.1 血管危象

断肢再植术后，常常由于血管因素、血管外因素、精神紧张、室温过低、伤口疼痛、尼古丁刺激等因素而发生血管危象。术后72小时为其高峰期，护理上严密观察再植肢体的颜色、温度、肿胀程度、毛细血管充盈情况等，发现异常及时报告和处理。保持室温22～25℃，烤灯照射，保持再植肢体皮温在33～35℃；使用镇痛药物止痛；禁止主动或被动吸烟；保持情绪稳定等，预防血管危象发生。

3.2.2 伤口感染

断指再植手术主要是将离断后的血管、神经、肌腱重新在显微镜下进行桥接，需要时间相对较长，创伤时污染严重，增加了术后伤口感染的机会。术后及时准确地给予抗生素常规预防，并注意观察用药反应，预防对肾脏的损害。断肢再植术后将患者安置在单间病房，保持室内通风，温、湿度适宜，保持床铺清洁，防止交叉感染。

3.2.3 关节强直

断指再植成活后由于关节长时间被动固定，若未及早进行有效的功能锻炼，将会发生关节强直，伴有肿胀、肌肉萎缩、感觉迟钝、皮温低、活动时疼痛、屈曲活动受限，需要进行手法治疗或关节松解手术。因此，断肢再植肢体成活后应及早地进行有效的功能康复锻炼，制订严密的康复锻炼计划，由医务人员先进行关节的被动锻炼，逐渐过渡到患者的主动锻炼，循序渐进，以不疲劳为度，每天2～3次。中、后期辅以中药熏洗、理疗、磁疗、体疗、作业疗法等直至功能完全康复。

4 知识要点

（1）断肢再植的概念。

（2）离断肢体的分类及概念。

（3）离断肢体的保存与运送。

（4）断肢再植术后常见并发症的预防

与护理要点。

5 总结

断肢再植术后要严密观察病情变化，对于肢体挫伤重、污染重，离断肢体缺血时间长、手术时间长、移植血管或术中大量使用抗凝药物的患者，术后应高度重视出血倾向。手术后 14 天内应严密观察生命体征的变化，加强饮食调护，保持二便通畅，避免诱发大出血的不良因素。定时观察再植肢体的颜色、温度、肿胀程度、毛细血管充盈情况、伤口渗血情况，若发现敷料上有鲜红的渗出液，及时报告并做好应急处理。发现大出血及血管危象的先兆时，立即采取有效措施并及时报告医生处理，提高再植肢体的成活率。同时做好再植肢体的康复锻炼，预防关节强直，最大限度地恢复其功能。

第 6 章

关节置换

膝关节置换(跌倒病例)

1 典型病例

1.1 病例简介

患者,女,65 岁,农民,以“右膝关节不明原因肿痛活动受限,屈曲内翻畸形 10 年”为主诉入院。神志清、精神好、表情痛苦,查体无其他合并症,因长期屈曲内翻畸形右侧股四头肌萎缩明显。双下肢全长 X 线片显示:骨盆向左侧倾斜,右膝内翻约 30°,右侧肢体短缩约 3cm;左膝关节疼痛,内翻畸形约 10°。完善各项检查后,行右膝关节表面假体置换术,术后生命体征平稳,饮食、二便均正常。术后右下肢内翻畸形予以纠正,双下肢长度基本相等,手术第 2 天遵医嘱患者在 CPM 机上行右膝关节被动伸屈膝锻炼;第 3 天在医护人员指导下扶助行器下床,在保护下练习站立;第 4 天扶助行器练习室内保护下行走;第 6 天逐渐到室外行走训练,行走过程中感觉右下肢较左下肢长,步态不稳;第 7 天在家属保护下扶助行器行走的过程中,突然右腿打软,不慎摔倒,被及时扶起,行全面体检,患肢 X 线检查均无异常。继续指导鼓励患者行患肢肌肉力量、膝关节伸屈和在助行器保护下行走训练。行走过程中由一人扶托骨盆,协助逐渐纠正骨盆倾斜。术后 16 天刀口一期愈合分期拆线后,要求出院,出院时步态明显好转,患膝关节主动膝关节活动 0°~100°。

1.2 病例关键点

膝关节置换手术技术要点是膝周软组织平衡。此患者术前右膝关节屈曲内翻、肢体短缩畸形 10 年余,股四头肌严重萎缩。术前因膝关节严重的内翻,膝周软组织挛缩畸形,术中截骨矫正患膝畸形,下肢力线恢复后患肢短缩得以纠正,膝周软组织内侧牵张,外侧松弛,骨盆倾斜继续存在,造成行走时步态异常,行走时躯体采用保护性姿势,出现步态平衡感、行走习惯和本体感错乱。此例患者术后下床前对术后跌倒的风险评估不足,未把肌力和行走步态训练作为重点,下床行走时未采取针对性保护措施，而出现跌倒。

2 提出问题

(1)膝关节置换术后的康复护理要点有哪些？

(2)膝关节置换术后，下床活动的过程中，引起跌倒的因素有哪些？

(3)膝关节置换术后康复过程中的常见问题有哪些？如何防范？

3 问题解答与辨证解析

膝关节骨性关节炎以关节疼痛、活动受限、关节渗出及渐发性膝关节内外翻畸形为特点，症状明显者严重影响日常生活。骨关节的退行性变使关节软骨进行性剥脱，反复疼痛造成关节磨损，引起下肢力线改变而出现膝关节畸形，畸形进一步加重退行性变。长期疼痛畸形引起股四头肌萎缩和骨盆倾斜，从而造成下肢肌力严重减退和步态失衡。

骨性关节炎膝关节置换治疗关键环节为清理骨赘、矫形截骨、合理的软组织平衡，术后早期配合有效肌力、关节活动度和行走步态功能康复训练。

3.1 膝关节置换术后，下床活动过程中，引起跌倒的因素

膝关节置换术后下床活动时，引起跌倒的原因，除受术前膝关节严重的内翻、外翻、挛缩畸形；术中截骨、软组织平衡；畸形矫正、下肢力线及关节线纠正后下床活动时患者的平衡感、本体感错乱，造成步态不稳等影响外，还与以下因素有关：①全身情况，如合并冠心病、高血压、糖尿病、贫血、骨质疏松等。②术前日常活动能力差，因膝部严重疾患、疼痛造成下肢活动受限或不能活动、行走。下肢肌肉萎缩，肌力下降致术后行走无力，难以支撑重力。③术前已有骨盆倾斜造成行走时步态异常，躯体形成保护性姿势，术后行走易发生跌倒。④高龄肢体协调功能减弱，身体姿势控制能力降低，行动不灵活。⑤术后刀口疼痛，患肢常采取保护性活动，而造成平衡失调。⑥药物因素：服降压药过量出现降压供血不良综合征，降糖药应用不当出现低血糖，长期服镇痛、催眠药等造成定向力障碍、嗜睡、头晕、共济失调等。⑦心理因素：术前有跌倒史，术后对下床活动产生恐惧或有其他负担。过低或过高估计自身活动能力，发生意外跌倒。⑧其他：病房地面湿滑，不了解防跌倒相关预防知识，患者穿鞋、衣服不适，看护不当。久蹲坐便突然改变体位而引起短暂性脑缺血，发生跌倒。

3.2 术后康复过程中其他常见的问题及预防要点

3.2.1 肺栓塞或DVT

膝关节置换手术因术中髓腔定位，髓腔高压，易使髓腔中脂肪滴进入血液，引起脂肪栓塞，多见肺栓塞或DVT，肺栓塞是比较严重的并发症。术后预防和护理措施：①注意生命体征观察，尤其是脉搏、

呼吸、神志、血氧饱和度，同时注意颈项、胸前和腋下有无出血点，发现异常及时报告。②对于术肢用弹力绷带外固定，由远端至近端包绕整个肢体，促进静脉回流；严密观察伤肢血液循环及感觉运动，保持松紧度适宜。③观察伤肢肿胀与肢体抬高情况。④改善血液循环及抗凝药物应用。⑤鼓励早期行伤肢肌肉收缩锻炼，促进静脉回流。⑥术后麻醉作用消失后即进行踝关节跖屈背伸和股四头肌收缩。⑦气压泵应用。⑧饮食宜清淡。

3.2.2 康复锻炼

膝关节置换术是软组织平衡手术，手术成功与否取决于术后患肢功能恢复情况。因此，术后全身和伤肢锻炼要有计划分步实施，全身锻炼包括深呼吸、扩胸等增进肺活量训练；抬臀及健侧肢锻炼等。伤肢锻炼包含 3 部分内容：膝关节伸屈膝；肌肉力量训练；行走和步态协调训练。术前以肌肉训练为主，术后 1 ~3 天重点进行肌肉和膝关节伸屈训练，肌肉训练包括踝关节跖屈背伸、股四头肌收缩、直腿抬高等肌肉协调性训练方法。膝关节伸屈膝包括主动和被动，主动伸屈膝方法分为床上和床边锻炼，被动主要为 CPM 机锻炼，主动和被动锻炼必须交替进行。

3.2.3 跌倒和坠床

对入院筛查评分高于 25 分的患者建立跌倒风险持续评估单，每天进行风险再评估；如用药、病情变化等情况随时再评估。根据评估情况及时采取相应的防范措施，如：①床头挂防跌倒提示牌，病历进行标识，护理单元走廊张贴防跌倒/坠床教育内容。②针对性进行患者和家属防跌倒/坠床相关注意事项告知和教育，嘱留陪护。③注意体位变化。④掌握病房呼叫器的使用方法。⑤注意环境安全，保持地面的清洁和干燥，衣服和鞋子要舒适安全。⑥根据患者的身高调节助行器高度，以患者站立双腿伸直为度；教会正确使用助行器，通过扶助行器行走训练协助恢复正常步态和整体协调能力。

下床必须遵循：先床上坐起→床边坐→床边站→室内行走→室外行走，且整个过程都要在他人的保护下进行。下地行走前先扶患者坐于床旁，如无不适再站立于床旁，患者双手扶助行器，助行器放置平稳，四脚不可离地，行走时，必须要有医护人员或家属陪伴，步行要稳，身体不可偏离助行器，行走时先迈患肢，上、下楼梯时，上时先迈健肢，下时先迈患肢。

4 知识要点

（1）膝关节的解剖结构特点。

（2）膝关节置换术后康复锻炼要点。

（3）膝关节置换引起跌倒或坠床的原因及可采取的防范措施。

5 总结

膝关节置换手术目的是缓解或消除疼痛，提高患者的生存和生活质量，但膝关节畸形、下肢肌力减退、步态失衡，只有通过正确持续康复训练,才能促进患膝功能恢复。术后膝关节的稳定性取决于膝周肌肉的协调性。因此,术前要教会患者掌握增加肌力,改善膝关节功能,降低跌倒风险的方法和防范措施;术后加强下肢肌力与身体平衡感和肢体本体感的训练,肌力增强后,行走平衡感、位置觉、转移能力也随之明显改善,从而规避跌倒的风险。对于体质虚弱、运动能力差,合并其他急、慢性疾病可能导致跌倒的因素,要积极治疗原发疾病,及时采取相应的防范措施。

髋关节置换(假体脱位病例)

1 典型病例

1.1 病例简介

患者,女,70 岁,以“右髋关节置换术后 7 个月,髋部疼痛,活动受限 1 天”为主诉收治入院。患者 7 个月前因右股骨颈骨折,在外院行右侧髋关节置换术。1 天前患者下蹲拾物时,不慎摔倒致伤右髋部。入院时,患者生命体征平稳,右髋部畸形臀肌萎缩、右下肢呈内收、内旋畸形,不能活动,患肢末梢血液循环、感觉、活动好。X 线片显示右髋关节假体脱位。完善各项检查后,行右髋关节置换术后假体脱位复位术。复位失败,在全身麻醉下行右髋关节翻修术。术后护理要点:①抬高患肢,患肢外展 20°~30°呈中立位,两腿间置软枕,穿丁字鞋。②给予清淡易消化饮食。③做好引流管护理,保持引流管通畅,严密观察引流液的颜色、性质、量。④做好疼痛护理。⑤手术当日即指导患者做股四头肌等长收缩、足趾及踝关节活动,术后第 3 天使用下肢关节功能康复器行髋关节被动伸屈锻炼,术后第 6 天在他人保护下扶拐下床行走,教会患者正确扶拐方法,并告知预防跌倒注意事项。2 周后切口愈合拆线出院。

1.2 病例关键点

患者年龄大,首次手术出院后未坚持臀部肌肉训练致臀肌萎缩,双腿下蹲取物时,右髋过度屈曲内收,摔倒致髋关节假体脱位。因此,在髋关节置换术后,做好宣教,患肢保持正确体位和避免不当活动,防摔倒导致意外伤害的重要性;同时要坚持髋部肌肉锻炼,以防肌肉萎缩,肌力下降,引起髋关节不稳。

2 提出问题

(1)髋关节置换术后假体脱位的临床表现有哪些?护理要点有哪些?

(2)人工全髋关节置换术后常见的并发症有哪些?如何预防?

3 问题解答与辨证解析

全髋关节置换是利用手术方法,用人工关节来置换被疾病或损伤所破坏的髋关节面。以解除髋关节疼痛,改进髋关节功能。人工关节置换后如果髋关节过早屈曲、患肢过度内收,易引起假肢脱位。

3.1 髋关节置换术后假体脱出的临床表现和护理要点

患者髋关节置换术后,如因不良姿势、不当活动或局部受外力后,出现髋部或腹股沟疼痛,髋关节处于异常的内旋或外旋姿势,且伴主动及被动活动受限或肢体缩短,提示可能有髋关节脱位,应立即复诊检查。髋关节置换术后做好患者的健康教育,注意保持患肢外展中立位,避免不良姿势,如患髋的内收、内旋、跷二郎腿、过度弯腰、双腿下蹲,坐具不能太低或太软,尽量不做跑、跳等剧烈运动,避免脱位发生。

3.2 人工全髋关节置换术后常见的并发症

3.2.1 局部感染

人工髋关节置换术后伤口感染要具备3个基本条件:感染源、细菌生长繁殖的环境及机体防御反应低下。术后局部感染是决定全髋关节置换术成功与否的重要因素。护理上应注意以下环节,降低手术后局部感染的概率,手术前充分评估局部皮肤情况,并做好皮肤清洁,保持皮肤完好;手术前后检查患者体内是否有感染病灶,如牙痛、泌尿系统感染、感冒等情况;术前30分钟正确使用抗生素;术后伤口放置负压引流管的患者,做好引流管护理;严密观察患者的生命体征变化,并观察局部皮肤有无红肿、疼痛加重等情况。

3.2.2 假体松动

假体松动多在手术2年以后发生,活动量大的患者多见,假体松动时患者的主要表现是患肢疼痛,并且呈进行性加重。患者常诉说髋部疼痛,向臀部或下肢放射,另外,行走时有“绞锁”现象发生,患者经常于坐后站起时,不能立即行走,需调整肢体位置如外旋或内旋下肢后方能起步。护理上做好宣教,活动要适量、适度,出现上述不适及时复诊。

3.2.3 下肢深静脉血栓

下肢深静脉血栓是由血液在下肢静脉腔内不正常凝结,阻塞静脉腔,导致静脉回流障碍,常与血流瘀滞、血管壁损伤、血液的高凝状态、手术种类、手术时间、创伤程度和术后卧床时间密切相关。血栓形成后,患肢可呈现非凹陷性水肿,肿胀严重时,皮肤可出现水疱。肿胀多在起病后2~3天最重之后逐渐消退。患肢皮色泛红,皮温较健侧高。血栓在静脉内引起炎症反应,可使患肢局部产生持续性疼痛和压痛。老年患者、偏瘫患者感觉较常人迟钝,疼痛阈值降低,因此,护士在观察时要密切注意患者双下肢的周径、皮肤色泽、温度、感觉、肿胀变化等情况,发生异常及时报告医生处理,避免因栓子脱落引起肺栓塞等致命并发症。围术期护理措施:①术前教会患者踝、膝关节活动方法,患肢每4小时被动锻炼1次。手术当天麻醉消失即开始指导患者行足趾、踝关节的背伸与跖屈活动,逐渐增加活动次数。术后1~3天做主动股四头肌收缩活动。②病情允许的情况下,鼓励患者早期下床活动。老年患者不配合、体力不支或偏瘫者,可行下肢肌肉被动按摩。③协助患者穿长腿弹力袜。④静脉穿刺时争取一次成功,避免长时间扎止血带,尽量避免在下肢输液。⑤告知患者禁忌主动或被动吸烟,避免尼古丁刺激引起血管收缩,损伤血管内皮细胞,导致血栓形成。(临床表现和护理要点详见股骨头坏死下肢深静脉血栓。)

4 知识要点

(1)髋关节置换术的适应证。

(2)髋关节置换术后体位护理要点。

(3)髋关节置换术后假体脱位的临床表现。

(4)髋关节置换术后常见并发症的预防和护理。

(5)髋关节置换术前和术后功能锻炼。

5 总结

人工髋关节置换术是治疗髋关节疾患的外科技术,可消除或缓解局部疼痛,改善髋关节活动度,纠正双下肢不等长,增加关节稳定性,纠正髋关节畸形,提高患者生活质量。但髋关节置换术后并发症较多,做好并发症的预防和护理是手术成功的保证。髋关节置换术后,如果患者和家属对体位或活动的重要性缺乏认知,不当体位、不良坐姿或活动过量,均易引起假体脱位或松动。出现上述症状后应及时就诊,避免延误时间造成复位困难。

第 7 章

软组织损伤

颈椎病(跌倒病例)

1 典型病例

1.1 病例简介

患者,女,42岁,以“颈肩部疼痛不适伴头晕、视物不清2月余”为主诉收治入院。既往无特殊病史。入院时患者生命体征平稳,表情自然,颈肩部疼痛不适,眼干涩,视物不清,转头时头晕加重,旋颈试验阳性。四肢感觉运动好,X线片显示颈椎生理曲度变直、骨质增生,MRI显示椎动脉迂曲变形,入颅段明显,诊断为椎动脉型颈椎病。入院完善检查后,医嘱给予颈椎牵引,重量4kg,每次40分钟,每日2次;颈部中药熏洗,每次30分钟,每日2次。护理要点:①清淡易消化饮食。②讲解疾病相关知识及牵引、熏洗注意事项,消除患者紧张情绪,鼓励患者配合治疗。治疗8天后患者颈肩部疼痛不适、头晕症状有所减轻。治疗第12天牵引刚结束,患者自行下床去卫生间,此时手机铃响,不经意转头过程中,突然感觉眼前发黑,天旋地转,面色苍白,站立不稳,即扶持走廊扶手顺势倒下,医护人员赶到,给予卧床休息、吸氧、监测生命体征,30分钟后,患者症状减轻,再次向患者及家属进行防跌倒和自护知识宣教。患者治疗15天,颈肩部疼痛及头晕症状明显减轻,好转出院,半年内多次随访均无异常。

1.2 病例关键点

椎动脉型颈椎病,由于椎动脉供血不足出现头晕、头痛等症状,患者在体位改变,颈部动作过猛或过大时易造成椎动脉受压,导致大脑瞬间供血不足出现头晕以致跌倒。该患者牵引后肌肉松弛,小关节稳定性差,突然扭头椎动脉受外力刺激,出现缺血痉挛,引起大脑瞬间供血不足导致患者跌倒。

2 提出问题

(1)颈椎病的分型有哪些?

(2)椎动脉型颈椎病的临床表现与护理要点有哪些?

3 问题解答与辨证解析

颈椎周围解剖组织复杂，颈椎活动范围大，长期的局部肌肉、韧带、关节囊的慢性劳损，可以引起局部出血水肿，发生炎症改变，在病变的部位逐渐出现炎症机化，并形成骨质增生，局部的神经及血管受压；椎动脉走行特殊，生理弯曲较多，入颅段尤为明显，头部旋转主要是颈椎1、2的旋转，不恰当的转头方法直接刺激椎动脉，若一侧椎动脉受压血流量减少无代偿能力，当头转向健侧椎动脉时，健侧血流量不足，患侧又无代偿能力，造成一过性脑缺血导致跌倒。

3.1 颈椎病分型

颈椎病分6型：颈型、神经根型、脊髓型、椎动脉型、交感神经型和混合型。

3.2 椎动脉型颈椎病临床表现

椎动脉供血不足表现为头痛、眩晕、耳鸣、听力减退或耳聋、记忆力减退、视物不清、复视、发音不清、嘶哑、自主神经症状、精神症状。椎动脉型颈椎病眩晕表现为：在体位改变、转头时诱发眩晕或是原头晕症状加重，眩晕多为短暂的、突发的和一过性的。

3.3 椎动脉型颈椎病的护理要点

3.3.1 保持有效牵引

牵引是椎动脉型颈椎病的主要治疗方法，在牵引角度、牵引重量不当、牵引时枕颌带两侧不平衡或枕头位置不适时会出现头晕加重及恶心、呕吐等不适症状。牵引后因肌肉松弛，关节稳定性差，牵引结束后一定要卧床休息15～20分钟再下床休息；起床时动作不要过猛，起床后及时配戴颈围，在床边休息2～3分钟再行走。如患者坐起后感到头晕不适，在床上休息1～2分钟，待头晕症状消失后，扶床站立3～5分钟再行走，外出要有家属陪同。转头时要求头部和肩部一起转，若有不适及时告知医护人员。牵引后保证充足的休息和正确配戴颈围，维持关节的稳定。做好健康教育，掌握预防跌倒措施及本病的相关自护知识。

3.3.2 正确配戴颈围

颈部固定是治疗颈椎病的关键，有效的固定可保持颈部关节的稳定性，使颈部肌肉、血管得到修复。特别是椎动脉型颈椎病，有效的颈围固定可明显降低颈部活动时对椎动脉的刺激，减轻眩晕等症状发生。配戴颈围时护理上注意以下几点：①要根据患者颈部情况选择合适高度、大小的颈围。②要教会患者正确佩戴和调节颈围松紧的方法，天热时可在颈围内垫小毛巾。③配戴颈围要及时询问患者感觉，观察易受压部位情况，感觉不适时及时调整或更换颈围。

3.3.3 健康教育知识宣教

颈椎病是常见病，患者需要掌握自护知识，才能预防疾病复发，积极做好健康教育，提高患者的就医依从性，出院后要遵医嘱配戴颈围2~4周,加强项背部肌肉的功能锻炼,以恢复颈部肌肉的力量保持颈部关节稳定。

4 知识要点

(1)颈椎的解剖结构特点。
(2)颈椎病的分型。
(3)颈椎病治疗的观察要点。
(4)椎动脉型颈椎病的护理要点。
(5)颈椎病的功能锻炼指导原则。

5 总结

椎动脉型颈椎病是颈椎病中常见的类型之一,临床表现主要为眩晕、视觉障碍等,做颈部旋转或后伸活动时可引起眩晕、恶心、呕吐、心慌,由于眩晕,发生跌倒的概率高。该病不但对生活影响大,且容易发生危险,治疗上应针对病因、症状进行治疗,更重要的是恰当地实施护理措施和健康教育。如果在生活中注意保护、预防和锻炼,发病后及时治疗,正确护理,可明显减少该病的发生率、复发率。

腰椎间盘突出症(下肢深静脉血栓病例)

1 典型病例

1.1 病例简介

患者,女,49岁,以"无明显诱因出现腰部及左下肢疼痛、酸胀、麻木1周"为主诉收入院。诊断为L4/5、L5/S1椎间盘突出。既往无特殊病史,入院时神志清,精神好,腰椎CT显示L5/S1椎间盘突出、下垂、钙化。入院后进行腰椎牵引、中药熏洗、静脉输液、腰椎重手法整复复位术。护理要点:①卧床休息。②按时应用活血化瘀药物。③给予清淡温热易消化食物。④保证有效腰椎牵引。⑤腰部中药熏洗。患者住院19天后行腰椎手法整复,复位后给予患者腰部垫枕,卧床制动3天,定时直线翻身,翻身后注意按摩受压部位,双下肢给予轻手法向心性环形按摩,促进血液循环,增加舒适度。指导患者做双下肢股四头肌等长收缩锻炼,每日2次,每次10~15分钟。复位3天后渐进式做昂胸式、燕飞式、拱桥式腰背肌锻炼,并在医护人员看护下下床活动,下床后第2天护士巡视病房时发现患者左小腿肿胀,有深压痛,行走时症状加重,立即报告医生,即做左下肢彩色超声检查,显示:左小腿比目鱼肌肌间静脉血栓形成。患者转入相关科室进行溶栓治疗,2周后好转出院。

1.2 病例关键点

腰椎手法复位后需要卧床制动,患者需卧床制动3天,活动减少,血流缓慢;患者饮水减少,致使血液黏度增加,导致血栓形成。护士观察到患者左小腿肿胀,查体有深压痛,行走时症状加重,为小腿部的深静脉血栓形成的临床表现，立即报告医生，给予相关治疗，防止了肺栓塞等严重并发症的发生。

2 提出问题

（1）腰椎间盘突出症合并小腿深静脉血栓的临床表现及观察、护理要点有哪些？

（2）腰椎间盘突出症容易出现的其他并发症有哪些？护士如何做好预防？

3 问题解答与辨证解析

腰椎间盘突出症是腰椎间盘各部分（髓核、纤维环和软骨板）在不同程度退行变后，又在外界因素的作用下，致使纤维环破裂，髓核从破裂处突出而致相邻神经组织受刺激或压迫，从而使腰腿产生一系列疼痛、麻木、酸胀等表现。腰椎间盘突出症患者疾病发作时，需要卧床休息，患者活动减少，血流缓慢，易导致血栓形成。

3.1 腰椎间盘突出症合并小腿深静脉血栓的临床表现

小腿深静脉血栓形成是指局限在小腿部的深静脉血栓形成，包括腘静脉、胫后静脉、胫前静脉、腓静脉和小腿肌肉静脉。急性小腿深静脉血栓形成的主要临床表现为突然出现小腿剧痛，患侧足部不能着地负重，行走时症状加重。腘静脉血栓形成时，小腿、踝及足常明显肿胀，腘窝可有压痛。胫后静脉、胫前静脉和腓静脉血栓形成时，肿胀可仅见于踝关节周围。小腿肌肉静脉血栓形成时，小腿后侧肌群张力增高，出现挤压痛，做踝关节过度背屈试验时，可引发小腿疼痛加重，即 Homan 征阳性。预防措施：患者卧床期间，加强四肢功能锻炼，促进血液循环；多饮水，降低血液黏度。护理人员注意观察患者双下肢有无肿胀、皮肤色泽改变、浅静脉怒张、肌肉有无压痛和足背动脉波动情况，必要时测量双下肢相应平面的周径，若发现两侧周径相差 0.5cm 以上，及时通知医生，并做好记录。必要时对患肢行多普勒超声检查，以了解深静脉通畅情况及有无血栓形成。患者如出现呼吸困难、胸痛、咳嗽、心悸、咳血，严重者可发生休克，如发现以上症状应考虑肺栓塞，积极配合医生做好抢救工作并记录。

3.2 腰椎间盘突出症容易出现的其他并发症及预防要点

3.2.1 烫伤

腰椎间盘突出症患者局部感觉麻木，对热敏感性降低，易引起烫伤。中药熏洗药水的蒸汽温度以 50℃ 为宜，若感觉过热时，及时侧身散热，及时调整温度，以免引起烫伤。

3.2.2 尿潴留

腰椎间盘突出症患者行手法复位后，须绝对卧床制动3天。患者卧床后因体位改变易发生尿潴留。复位前指导患者练习床上大小便，减少术后尿潴留的发生。

3.2.3 压疮

腰椎间盘突出症患者行手法复位后，卧床制动使局部组织受压过久，引起血液循环障碍，而发生组织营养不良，易发生压疮。护理上宜定时直线翻身，每日2次，用红花酒按摩受压部位，保持皮肤清洁干燥，必要时卧电动气垫床，防止压疮的发生。

4 知识要点

(1)腰椎间盘突出症的概念。

(2)腰椎间盘突出症的常见原因。

(3)腰椎间盘突出症中药熏洗的注意事项。

(4)腰椎间盘突出症手法复位的常见并发症与护理。

(5)腰椎间盘突出症的功能锻炼方法。

5 总结

腰椎间盘突出症以腰痛和一侧下肢放射痛为主要症状，并且活动时疼痛加重，休息后减轻，有的伴有局部感觉迟钝及肢体麻木感。手法复位后患者须绝对卧床休息，卧床休息使患肢活动减少，血流缓慢，易发生下肢深静脉血栓，如不及时发现和治疗，会导致肺栓塞等并发症，护理上应做好卧床患者的功能锻炼指导，密切观察、发现异常及时报告处理，避免严重不良后果的发生。中药熏洗时掌握好蒸汽温度，避免烫伤。腰椎间盘突出症复位后易发生尿潴留、压疮，护理上要注意观察及处理。

肩袖损伤(二次损伤病例)

1 典型病例

1.1 病例简介

患者，女，56岁，以“不明原因的右肩部疼痛，上举困难2个月”为主诉入院。既往无特殊病史。入院时患者生命体征平稳，表情痛苦，右上臂呈下垂位，右上肢外展、上举时疼痛，午夜痛甚。手指末端血液循环、活动、感觉均可，桡动脉搏动可触及。诊断：Ⅱ度肩袖损伤。入院后给予中药熏洗，每日2次，以利疏通腠理、调畅气血、消肿止痛。完善检查后，在臂丛神经阻滞麻醉下行肩袖损伤探查冈上肌修复术，术后用上肢外展支架固定患肢于外展90°、肩关节前屈90°位。护理要点：①做好情志及疼痛护理，解除患者及家属的恐惧情绪，鼓励患者配合治疗。②观察患肢末梢血液循环和手指感觉、活动情况。③手术当日即开始指导患肢手指活动。术后第3天,护士巡视病房时发现,患者由于强迫体位造成不适擅自去除了固定架,立即报告医生,检查发现患肢上臂处于下垂位,疼痛明显,立即用外展架固定患肢后症状减轻。给予活血化瘀药物应用,再次给予健康宣教,强调保持体位的重要性,不能自行去除外固定。术后第15天出院时固定良好,疼痛症状基本消除。

1.2 病例关键点

肩袖损伤修复术后需要上肢外展支架固定患肢于外展60°,肩关节前屈30°位。该体位不舒适,影响患者的休息,难以保持,加之患者依从性差,擅自去除了外展固定架导致肩袖二次损伤。护士及时发现后报告医生,检查患肢上臂处于下垂位,疼痛明显,立即用外展架固定患肢,未使损伤进一步加重。

2 提出问题

(1)肩袖损伤的临床表现及护理要点有哪些?

(2)肩袖损伤的并发症及预防要点有哪些?

3 问题解答与辨证解析

肩袖又称肩胛旋转袖,是覆盖于肩关节内层的肩胛下肌、冈上肌、冈下肌、小圆肌的肌腱总称,与关节囊相连,附着于肱骨上端共同组成的袖套状组织。肩袖可使肱骨头与肩胛盂密切接触,稳定关节;协助肩关节外展及旋转,由于冈上肌是肩部力量的应力所在,所受的牵拉力最大,当上臂外展时极易损伤。等张力的肌力检查可以区分是单纯的冈上肌损伤,还是冈上肌、冈下肌、肩胛下肌同时损伤。无论是肩袖部分撕裂或广泛撕裂,治疗时均需要利用外展架制动患肢,它可以保护肩袖,可以减少局部肌肉张力,利于损伤的修复;便于后期的功能锻炼。随意解除外展架或上臂突然下垂容易造成修复后的肌肉再损伤,从而造成肩袖的二次损伤。

3.1 肩袖损伤的临床表现及预防要点

肩袖损伤后肩部疼痛,外展或上举时疼痛,夜间痛甚,不能入睡,肩部主动、被动活动受限。肩袖损伤无论选择何种治疗,在患肢保护制动时,对患者及家属做好健康教育,特别强调:①固定期间不能随意调节外展架的松紧度及高度,更不能擅自去除,保守治疗者外展架至少固定4周,行肩袖修补锚钉固定术后外展架最少固定6周。②外展架去除时,先降低外展架高度,再逐渐放下上臂,不要立即放下上臂。③外展架去除后患肢进行主动、被动锻炼,如上举上臂或手指爬墙时要逐渐放下上臂,不能突然放下,严防造成肩袖的二次损伤。

3.2 肩袖损伤易出现的其他并发症及预防要点

3.2.1 关节僵硬

无论是部分撕裂的肩袖损伤,还是完

全撕裂的肩袖损伤，都会导致肩关节活动如上肢外展、内旋、前屈、外旋、上肢后伸触摸后背等各个方向的活动受限。因此，在坚强有效的外固定下，应及早进行被动锻炼，并逐步加大活动强度，如抓空增力、掌屈背伸、左右摆掌等；外固定去除后做肩关节的后伸、外展、前屈、屈肘耸肩等，逐渐做后伸探背、手指爬墙、弯腰划圈及肩关节内收、上举、托手屈肘、手提重物等主动活动。活动要循序渐进，逐渐增加次数，以不疲劳为度。

3.2.2 关节粘连

肱骨头大部分被关节囊覆盖，肩袖损伤后容易使关节内外发生粘连。肩袖是肩关节的稳定结构，也是肩关节的动力结构，一旦肩袖损伤后，粘连、短缩、瘢痕形成在所难免，如果患者术后不能适时功能锻炼，则有一部分患者功能不能得到完全恢复。所以，在肩袖损伤修补术的早期(0～6周)就应正确指导患者做手部抓空增力、掌屈背伸、左右摆掌等；外展架去除后及早做屈肘耸肩、扩胸、肩关节外旋等练习，以避免关节粘连的发生。

4 知识要点

(1)肩袖损伤的解剖特点。

(2)肩袖损伤的概念。

(3)肩袖损伤的临床表现及护理要点。

(4)肩袖损伤的常见并发症的预防。

(5)肩袖损伤手术前中药熏洗方法。

(6)肩袖损伤修复术后的功能锻炼方法。

5 总结

肩袖损伤是中老年常见的肩关节疾患，当肩袖组织长期劳损、退行性变、肩袖肌腱炎或跌倒时手部外展着地、提重物时肩部突然旋转、外展等都会引起肩袖损伤。肩袖损伤无论选择何种治疗在患肢保护制动时，应对患者及家属做好健康教育和护理、观察，预防肩袖二次损伤，避免给患者增加不必要的痛苦。早期正确的功能锻炼，将有效固定和规范康复同时进行，从而实现骨折愈合在功能康复中进行，患肢功能在骨折愈合中恢复，避免肩关节僵硬及粘连的发生。

小腿皮肤撕脱伤(休克病例)

1 典型病例

1.1 病例简介

患者，女，50岁，农民，以“车祸碾压伤致左小腿皮肤大面积撕脱，出血、肿痛、畸形、活动受限1小时”为主诉来我院就诊，急诊科以“左小腿皮肤撕脱伤”收治入院。患者神志清，精神尚可，表情痛苦。测体温36.2℃，脉搏96次/分，呼吸24次/分，血压100/60mmHg，查体见膝关节至踝关节皮肤剥脱，部分肌肉碾压挫伤，患肢肿胀，足背动脉和胫后动脉搏动可触及，足趾感觉迟钝、活动尚可，X 线片显示诸骨未见异常。入院后常规给予液体输入，术前检查，暂禁食水，青霉素皮试、破伤风抗毒素应用，留置导尿。入院后 1 小时，患者烦躁口渴、面色苍白、口唇发紫、手足发凉。测体温 36℃，脉搏 124 次/分，呼吸 26 次/分，血压 80/60mmHg，尿少。立即给予抗休克治疗和护理：①右侧锁骨下静脉置管，快速扩容，同时注意预防急性心力衰竭及急性肺水肿。②急诊监护，吸氧，配血。③注意观察尿量，记录出入水量。④密切观察神志、瞳孔、血压、血氧饱和度、体温、脉搏、呼吸，并注意保暖，给予头低足高位。⑤患者疼痛评分为 7 分，给予镇静止痛剂应用。患者输入全血、晶体、胶体溶液、白蛋白等液体后，面色及口唇渐转红润，手足温度可，测体温 36.5℃，脉搏 100 次/分，呼吸 24 次/分，血压 90/60mmHg，血氧饱和度 99%。在神经阻滞麻醉下行“左小腿彻底清创组织修复皮片回植术”，术后抬高患肢，严密观察病情变化，观察患肢伤口渗血、渗液情况，足量抗生素、抗凝、解痉药物应用，做好引流管护理、皮肤护理、情志护理、饮食调护等，4 周后患者好转出院。

1.2 病例关键点

四肢皮肤的浅筋膜与深筋膜间结构疏松，皮肤血供来源于深层的动脉干，穿过深筋膜后至浅筋膜，沿途发出分支，分支彼此交通，构成真皮下血管及真皮的血管网，单纯的大面积皮肤撕脱伤时，皮肤与皮下组织潜行分离，虽然皮肤表面有或无损伤，但皮下出血及渗液多，易合并创伤性休克。患者在入院后 1 小时出现烦躁口渴、面色苍白、口唇发紫、手足发凉、脉搏细数等一系列休克代偿期的症状。护士严密观察及时发现后，积极配合医生进行抗休克治疗。给予快速扩容、吸氧、保暖、监护等急救护理措施，使患者很快脱离了危险，并顺利进行了手术，避免了不良后果的发生。患者刚入院时虽然生命体征正常，在等待手术的过程中随着皮下出血及渗液的逐渐增多，出现了休克早期的表现，护士严密观察发现后迅速补充血容量进行抗休克治疗是关键。

2 提出问题

（1）创伤性休克的临床表现及观察要点有哪些？

（2）皮肤撕脱伤的其他并发症及其预防要点有哪些？

3 问题解答与辨证解析

皮肤撕脱伤由于车轮或机器传动带等产生的外力作用，致皮肤和皮下组织从深筋膜深面或浅面强行剥脱，同时伴有不同程度的软组织碾挫损伤，其损伤面积大，出血量多，常合并肌肉、血管、神经及骨骼等深部组织的损伤，患者往往因为血容量急剧下降或剧烈的疼痛导致休克。

如果抢救不及时，很快就会进入休克的失代偿期和休克难治期，造成不可逆的多器官功能障碍，甚至器官衰竭而死亡。

3.1 创伤性休克的临床表现及观察、护理要点

创伤性休克是机体遭受暴力剧烈打击，导致重要脏器损伤、大出血等使有效循环血量骤减，发生微循环灌注不足或疼痛、恐惧等综合因素引起机体代偿失调的综合征。①休克早期（代偿期）表现为精神紧张、烦躁不安、面色苍白、口唇苍白或青紫、口渴、出冷汗、肢体湿冷、寒战、脉快而有力、收缩压变化不大，舒张压可增高，脉压差小，尿量轻度减少。②休克中期（失代偿期）表现为表情淡漠、反应迟钝，呼吸浅促、脉细数、血压下降、发绀、少尿或无尿。③休克晚期（难治期）表现为神志不清，甚至昏迷、呼吸困难、脉细弱、血压下降或测不到、体温不升、四肢厥冷、冷汗、无尿等。护理要点：①快速补充血容量，建立两条以上静脉通道，输液速度先快后慢，晶体液与胶体液交替输入，休克缓解可减慢输液速度。②严密观察、记录患者生命体征、面色、尿量等，注意呼吸频率、节律、幅度的改变，保持呼吸道通畅，给氧浓度40%~50%，流量6~8L/min，同时监测血氧饱和度、血气动态变化。给予保暖。③患者仰卧，取头低足高位，以增加脑部供血及回心血量。④配合医生处理原发性损伤，妥善固定患肢，积极做好术前准备。⑤观察呕吐物、排泄物的改变，及时发现应激性溃疡及肾衰竭。

3.2 皮肤撕脱伤的其他并发症及预防要点

3.2.1 皮肤感染、坏死

机械挤压、碾挫伤等直接原因造成的皮肤、皮下组织损伤及污染严重，术后创面渗血、渗液较多，易造成肢体皮肤的感染、坏死，严重者甚至发生败血症，导致截肢。护理上注意观察体温变化及伤肢渗出的情况，根据细菌培养结果做好相应的隔离。若创面敷料渗出臭味，多为大肠杆菌感染；若渗出液呈绿色，为绿脓杆菌感染。若观察到伤肢疼痛、肿胀逐日加重，压迫植皮区有波动感或有脓液流出，应及时报告医生处理。每2小时协助患者转动患肢1次，防止植皮区受压，局部组织发生液化坏死。

3.2.2 应激性溃疡

小腿撕脱伤合并创伤性休克导致脏器功能受损时，胃肠道易发生功能紊乱导致应激性溃疡的发生。对患者应予禁食，或半流质饮食以减轻胃肠负担，避免辛辣、生冷、硬的食物；观察大便情况，必要时做大便潜血试验。留置胃管，遵医嘱给予去甲肾上腺素加冰盐水稀释胃管内注入，静脉注入西咪替丁400mg或应用雷尼替丁进行预防。

4 知识要点

（1）小腿撕脱伤的特点。

(2)小腿撕脱伤的处理原则。

(3)小腿撕脱伤合并创伤性休克的临床表现及观察要点。

(4)小腿撕脱伤其他并发症的预防及护理。

5 总结

肢体皮肤撕脱伤多为碾挫性暴力所致,创面范围广,污染重,软组织挫伤严重,常在深筋膜浅层撕脱或剥离,出血量大,容易合并创伤性休克,危及患者的生命。护士严密观察生命体征、面色、尿量等,发现休克早期症状及时报告,建立两路以上静脉通路,补液、输血快速补充血容量,迅速恢复有效循环血量,休克可较快得到纠正。在抗休克的同时配合医生处理原发性损伤,妥善固定患肢,积极做好术前准备;注意预防应激性溃疡、皮肤感染、坏死等并发症的发生。

软组织损伤伴脾破裂(死亡病例)

1 典型病例

1.1 病例简介

患者,男,13岁,学生,以"大便时突然剧烈腹痛昏倒"被"120"接诊入院,家属称患者5日前骑自行车上学途中被机动三轮车撞倒,左侧肢体着地致左前臂和左侧胸壁皮肤擦伤,X线片显示无骨折,为不耽误学业,患者及家属要求回家,继续上学。"120"救护车接诊时患者已神志不清,四肢厥冷,全身皮肤黏膜苍白,左侧胸壁3cm×5cm皮肤擦伤已结痂。呼吸浅而快。测体温35.4℃,脉搏154次/分,呼吸37次/分,多巴胺维持下血压60/40mmHg,双瞳孔直径约5mm,对光反射消失,腹部膨隆,叩诊移动性浊音(+),肠鸣音消失,腹腔穿刺抽出不凝血,B超提示:脾脏破裂,立即给予输血、补液、纠正失血性休克。积极抢救,患者血压仍持续下降,抢救1小时后患者呼吸、心搏停止,抢救无效死亡。

1.2 病例关键点

撞击暴力致软组织损伤,该患者有左胸部及左前臂表面擦伤,掩盖了脾脏挫伤症状等征象,造成漏诊,患者受伤后又未限制活动,随着脾脏出血的逐渐增加,在腹压增大的诱因下脾脏包膜破裂引起大量出血,迅速发生低血容量休克,贻误了早期诊治时机,造成患者死亡。

2 提出问题

(1)延迟性脾破裂的早期临床表现及其观察要点有哪些?

(2)撞击伤合并胸腹部闭合损伤的观察及护理要点有哪些?

3 问题解答与辨证解析

脾脏是一个血供丰富而质脆的实质

性器官，由与脾脏包膜相连的韧带固定在左上腹的后方，尽管有下胸壁、腹壁和膈肌的保护，但外伤暴力很容易使其破裂，引起内出血。脾脏损伤占腹部脏器损伤的20%~40%。脾破裂分为真性破裂、包膜下破裂和中央型破裂。由于后两型因被膜完整，出血量受到限制，故临床上无明显的出血征象而不易被发现，一部分患者的血肿被逐渐吸收，另一部分患者在某些微弱外力（咳嗽、用力排便）作用下，极易导致被膜破裂，突然转成真性脾破裂，又称为延迟性脾破裂。真性脾破裂因短时间内大量出血造成出血性休克，危及患者生命。延迟性脾破裂发病原因主要有：部分患者开始就是完全性破裂，但局部血凝块与周围脏器粘连形成血肿，经再次外伤后大出血。另一部分患者是受伤后脾实质破裂，但裂纹不明显，初期包膜完整，经过数小时或数天，患者活动后裂伤的脾实质由小渗血到明显出血，脾包膜内血液逐渐增多，张力较大时在微弱外力作用下突然破裂，造成继发性大出血。

3.1 延迟性脾破裂早期临床表现及观察要点

延迟性脾破裂早期临床表现：①有左上腹及左季肋区外伤史、左上腹轻微疼痛病史。经过卧床休息或治疗后疼痛明显缓解，48 小时后可突然再次出现腹痛。②当脾破裂裂口较小、出血缓慢而量不多时，仅表现为腹部隐痛、左上腹压痛或左侧肩部牵涉痛，部分患者表现为腹泻乏力。③出血量逐渐增多时，左侧膈肌抬高，腹式呼吸减弱，脾区有持续性叩击痛或左上腹固定浊音区，左上腹触及进行性增大的包块。当出血量快速增大时可引起全腹疼痛及压痛、反跳痛和腹肌紧张等。④腹腔穿刺抽出不凝固血液，对于早期腹穿阴性者不能直接排除脾破裂，应严密观察，必要时再行穿刺。⑤失血性休克：当受外力作用或腹压突然增加时，导致真性破裂急性大出血致出血性休克。观察要点：①心电监护，密切观察生命体征、血压、脉搏、呼吸、血氧饱和度的变化。②注意腹部体征变化：注意观察患者腹膜刺激征的程度和范围有无变化，如腹部压痛、反跳痛、腹肌紧张等体征仅局限在左上腹部且无范围扩大趋势，表示出血量较少，无继续出血，如腹痛进行性加剧，出现了腹胀及移动性浊音，腹膜刺激征范围扩大，表示继续出血，应立即做救治工作。③观察尿量：正确记录每小时尿量及24 小时液体出入量，必要时留置导尿管。

3.2 撞击伤合并胸腹部闭合损伤的观察及护理要点

暴力撞击胸腹部，常导致胸腹部闭合性损伤，常引起肺挫伤、胸腔内的脏器压迫肺组织、膈肌损伤和血气胸等使呼吸运动受限，发生肺不张和肺部感染，甚至发展为呼吸窘迫综合征、张力性气胸。①应密切观察生命体征变化，气血胸者应尽早行胸腔闭式引流，保持引流通畅。合并出血性休克时，按补液原则，积极纠正休克，正确补液。②闭合性腹部损伤：实质性脏器损伤注意观察腹部症状、体征和生命体征变化,体征最明显处多是损伤所在部位,如右肩部放射性疼痛多提示有肝损伤,左肩部放射性疼痛多提示有脾损伤,若患者出现体温逐渐上升,脉搏加快,腹痛渐剧烈、腹肌紧张和压痛明显、腹膜炎疼痛,则考虑为空腔脏器损伤,腹腔内多有游离气体。胸腹部闭合性损伤明确诊断后,保持有效的肺通气、抗休克、抗感染及手术治疗。早期诊断是抢救生命的关键,护理人员必须密切观察伤情变化,为早期诊断提供依据。

4 知识要点

(1)脾破裂的分类。

(2)延迟性脾破裂的早期临床表现及护理要点。

(3)脾破裂的治疗原则。

(4)脾破裂的护理要点。

(5)撞击伤合并胸腹部闭合损伤的分类及观察、护理要点。

5 总结

软组织损伤初处理时易漏诊或误诊为内脏损伤。胸腹部撞击、损伤常见脾破裂,脾脏损伤常导致内出血。该病例就属于延迟性脾破裂,所以对于撞击等暴力损伤后外在表现不明显的患者,应留院观察48 ~72 小时,离院后卧床休息或适当限制活动1 ~2 周,继续观察,发现不适及时处理,以免延误治疗抢救时机。密切观察患者神志、血压、脉搏、胸腹部情况等,观察时间为1 ~2 周,根据临床表现判断是否有活动性出血,同时对家属做好自护知识指导,及时发现异常并采取措施,避免不良后果的发生。

索 引